CARE

Good Care ,
Good Living

CARE

Good Care ,

Good Living

CARE

Good Care ,
Good Living

謹以此書
獻給愛妻沈嘉琪

杜李威 著
杜李威中醫診所 院長
禾馨醫療 兼任主治醫師

中醫到底行不行？

改變「中醫不科學」印象，
名醫杜李威細數傳統
醫學如何改善你我生活

為愛徒 杜醫師李威大著
《中醫到底行不行》梓行

大醫精誠
良醫良相

林昭庚
二〇二一年二月二日

我的學生杜李威醫師，資質聰穎，學貫中西，曾經跟從我學習法醫、也學病理。現以傳統中醫作為終身志業。欣聞新書出版，祝賀之餘，特此向讀者推薦《中醫到底行不行》

高大成

二千又二十一年
四月十二日

推薦序

與時俱進

蘇怡寧（禾馨醫療執行長）

來函照登：

我的中醫師說～因為之前流過產，所以要特別注意不能喝冰、不能翹腳、不能盤腿、不能踮腳、不能按肩膀、不能吃辣、不能喝茶、不能吃水果、不能騎機車

巴拉巴拉～可能有些我沒記住。

> 因為我有爬蘇醫師的文章，所以對中醫師的叮嚀有了問號，畢竟他不是路人，真的有這麼嚴重嗎😂😂😂

因為，你找錯中醫師了。

好的，這是我這輩子第一次用來函照登的方式來幫人家寫序。

其實並不是所有中醫師都是這樣，西醫也有怪怪的，中醫也是（笑）

有在乎科學的中醫嗎？當然有，這裡就有一位。並不是所有人都是與時俱進的，醫師也是，尤其在中醫更是。你不可否認，中醫是一個很在乎引經據典的學門。

但是，問題來了。你不能用兩百年前的馬車操作手冊來開飛機吧？融會貫通很重要。要做這件事情，首先得有足夠深厚的底蘊，還要知識淵博，再加上現代科學的訓練。而老杜就是這樣一個人。

我印象很深刻，曾經有一段時間老杜每個星期六下午都會來跟我的門診，你要知道，願意放下身段去體驗另一個領域，對專業人士來說是一件非常困難的事情。但這就是我認識的老杜，海納百川、與時俱進，這真的不容易。

但有時候懂太多也有缺點，就是常常講起話來、寫起東西來都文縐縐的，太多大道理你不一定看得懂，但重點是你知道他真的懂。如果你看一看覺得寫得太複雜，實在看不懂，沒關係，直接去找他就可以，交給真正專業的來吧。

這樣說好了，哪天你真的要找專業醫師，在圈子內的都知道，基本上問一下同行最清楚了，看醫師自己生病了都找誰，那你找他準沒錯。所以，你如果問我說，蘇醫師你自己如果要看中醫的話你會找誰？我會找老杜。

推薦序

從「中醫行不行」到「中醫好神奇」

戴仰霞（台大兒童醫院小兒皮膚科主任）

與杜醫師之相識，緣起於民權禾馨的診間會談，其後因為互相轉診病人，頻繁聯絡至今已逾四載。此種情誼實屬意外與難得，個人認為是「因緣俱足」所致，才能合力促成一些奇妙美好的醫療成效出現。因此，當杜醫師找我幫本書作序時，我苦思靈感，要如何向讀者介紹杜醫師的文章呢？身為西醫師的我在讀這些文章時，首先是被杜醫師的生花妙筆所敘述的故事吸引，其次是從西醫的觀點思考病案的診療，最後才是仔細思考他的「中醫論證」。實不相瞞，沒有受過中醫教育訓練的我，只能理解字面上的意義，無法得其精髓。

大約在十五年前，有一位哈佛皮膚科的第三年住院醫師來信，表示想來我的醫院學習「東方人的皮膚病」，並且「希望能見習中醫在皮膚病的治療」。雖然我覺得很意外，但是我聽聞當時中美雙方密切的醫學交流包含中醫，顯示美國對中醫的好奇與研究日益趨增。不久之後，兩岸皮膚科醫師的交流日漸頻繁，對岸醫師向我們說明中國大陸知名醫院的皮膚科每日就診人數將近千人，而且多數患者都接受「中藥浴」的治療——代表著「中西醫合併治療皮膚病」是對岸的常態。然而，在我的異位性皮膚炎門診中，常常遇見中醫治療失敗的案例，所以，我的同業醫師罕有贊成中西醫合併治療皮膚病者。難道對岸的治療方式只是「安慰劑」？

這個疑問，在「因緣俱足」時，與杜醫師討論後，我得到合理的解答——關鍵就是「中藥也有殺得死細菌的藥材」。我致力於「異位性皮膚炎」診療十五年之後，最深刻的體會就是「病人身上的金黃色葡萄球菌滋生過多」是主要的惡化因素，因此只要盡力克服衛生問題，很多患者都能獲得良好控制。學術期刊早已在二十年前提出多篇論文證明，甚至有一篇論文主張使用低濃度的漂白水泡澡能減少異位性皮膚炎復發。所以，當中藥材含有消炎與殺菌功效時，無論內服或外用都有可以期待的明顯成效。我認為，只要中西醫彼此的認識能再積極一些，「中西醫合併治療疾病」是合邏輯的醫療新方向。然而，由病人本身主導的「中西醫合併治療」有時候是危險或者無效的，比較理想的模式是由中西醫一起會診討論。

在我的大學同學之中也有自修考取中醫師執照者，代表身為西醫的華夏子孫對古代醫學的仰慕。我曾經參加中醫研究社團，可惜因針灸練習時被針驚嚇了，而早早放棄。升任主治醫師之後，我以養生的心態閱讀對岸知名中醫的通俗論述，才對中醫的基本理論與常見疾病診療有了粗淺認識。在二〇〇五年時，我因為感冒的緣故，完全無法出聲長達二週之久。按照西醫的道理就是口服類固醇的時機到了，然而我卻忽然有了靈感，翻開中醫穴道圖譜，尋找喉嚨相關的穴道，並且加以按摩。非常不可思議地，在不到半分鐘的時間之後，有一股暖液流過喉嚨，於是我就「發出聲音」了。那是我人生中對中醫的首次神奇體驗，也因而讓我開始嘗試用科學的方式去理解中醫。

在民權禾馨的看診期間，杜醫師向我表達了想要學習「異位性皮膚炎」，我欣然同意，其實暗自竊喜——終於有機會知道「中醫是怎樣治療皮膚病」了。杜醫師總是開誠布公地告訴我「中醫的思路與限制」，我也竭盡所能地傳授他皮膚病的知識。我們很快地互相切磋了中西醫觀點，都獲得了預期的知識長進。萬萬沒想到的，卻是在之後的不定期聚會中，我與我的親朋好友們開始經歷一連串的中醫治療奇幻經歷。我想，各位讀者看完此書之後的感想可能和我一樣——本來只是想知道「中醫行不行」？怎知變成了「中醫好神奇」！我很敬佩杜醫師將火熱的心化為實際行動，挺身為世人展現中醫的實質成就與奧妙。我也希望這本書能給予求醫者新的治癒希望。

目次

第三部

【從醫之道】一脈相承

第四部

【探中醫本質】有用的中醫

第五部

【醫案分享】臨床病案理法方藥

附錄

漫談中醫外科與異位性皮膚炎　335

自序

俗話說外行看熱鬧，內行看門道。好比針對習慣性流產，現代醫學知之甚詳，能夠治療的卻相當有限。拙著列舉醫案數則，採用西醫的病理分析，運用傳統醫學的辨證方法，說明即使是相同的症狀，不同病理體質，用藥南轅北轍。書中有個較特別的案例，前後一共看了十五診。進一步分析個案的處方就會觀察到固定的架構，而後每次根據情況做微幅的調整。這恰巧說明了，即使病患每次來看診的主訴不同，但一個人的體質並不容易改變。只要辨證正確、針對一個方向去處理，所有的問題都能迎刃而解。

說到「體質調理」也是一樣的道理。在民眾的印象中，看中醫都要調很久，似乎沒有一個標準可以佐證體質調理的成效。我個人認為，處理妊娠嘔吐就是一項考驗中醫師功力的硬指標。懷孕本身可以視為體質改變，但孕期的種種不適可沒有時間讓你「慢慢調」，能不能解決問題，三五天內就要見真章。

渾渾噩噩地活到快五十歲，我這個人沒有什麼出色的才華，就只會一點點中醫，估算自己大概也幹不了別的營生。傳統中醫到底是什麼樣貌？中醫能治病嗎？你怎麼還信中醫？回頭來看這本書的內容，我大致可以和讀者分享三個感受。

一、「知不知，上」──我不懂的東西遠勝於我所知道的一切

有個和我相交近三十年的朋友，是一位小兒科醫師，我們擁有共同的興趣嗜好、相同的政治立場與宗教信仰。在年少輕狂的歲月，我們曾經一起爬上山頭「各言爾志」，在我人生遭遇挫折的時候，陪我聊到天亮。可以說，他是我這輩子最重要的朋友，但他同時也是我生平所見，最反對、最輕視中醫的人。

前陣子有一天，我和這位朋友聊起一個近期遇到的案例。病患是一位女性，罹患三叉神經痛八年。眾所周知，三叉神經痛是一種很惱人的疾病，嚴重的時候甚至連微風吹拂在臉上都會感受宛如刀割的劇痛。包括微血管減壓顯微手術、迦馬刀電燒等等，病患

前後動過三次手術，治療狀況仍然不盡理想。病患原本是找我諮詢「產後調理」，在詢問病史的時候提到三叉神經痛的困擾，我對她說，我們不妨試著用中藥治療看看。很神奇地，治療後經過好幾個月的時間，目前一切安好沒有再犯。

「哎呀，這沒有一定的啦。有些病患莫名其妙突然好轉也說不定。」朋友聽了如此說道。

「對啊，我也這麼認為。這個世界上的事情沒有絕對。」我如此回應，然後我們結束這個話題。

我想要表達的重點有兩個。首先，我知道自己什麼東西不懂。我曾經接過好幾個三叉神經痛的案例，根據過往的經驗，治癒的機會各是一半一半。讓人沮喪的是，從傳統中醫的辨證模式來看，這幾位病患的處方用藥完全不同。也就是說，中醫並沒有一套固定的方法可以治療疾病，也沒有辦法歸納出哪些藥物有特效。或許是我經手的案例還不夠多，我甚至沒有辦法預先知道哪些人可以痊癒、哪些會治療失敗，只能就我所知謹慎地前進。

其次是心態。當我的朋友和我說，中醫只不過是安慰劑，有些人自己會好。換成別的中醫師，或許會回他：「你當了二十幾年的醫生，你能不能告訴我，有多少人罹患三叉神經痛八年，自己突然變好的？你會勸病患不要治療，等它自行好轉嗎？」耍嘴皮的話我不是不會說，但因為你是我最重要的朋友，不管你要怎麼說，我都可以接受。

要如何看待傳統醫學，那是個人信仰問題，面對中西醫之間的口舌之爭，我從來不想多加辯解，打從我學中醫至今，什麼難聽的話我都見識過。話說回來，我還滿常跟著網路上的鄉民起鬨批評中醫，甚至將揶揄中醫視為生活中的樂趣。如果要罵中醫，我也想不出有什麼人可以罵得比我還犀利。

二、全科未必輸給專科

假設有兩位中醫師，第一位經常寫文章分享治療腫瘤的經驗，第二位醫師比較廣為人知的是在婦科的領域。那麼，當一位罹患腫瘤的病患想要求診，肯定會優先選擇第一位中醫師。其實，傳統中醫自古以來就是全人醫療，基本上是不分科的。選擇醫師的關鍵，不在於廣告的流量，或是掛名的專科，而是要看一位醫師的辨證用藥細膩與否。

在社會大眾的印象中，我的專長似乎偏重在婦科的領域，但這並不代表其他科的問題我就沒有辦法處理。本書中，包含急性肺炎、中耳積水、泌尿問題、糖尿病、腦中風等等，我列舉了幾個案例來說明個人的臨床體會。近幾年來，我經常在診所接到類似以下的詢問電話：「杜醫師您好。我表姊曾經請您調孕，現在生了一個可愛的寶寶。她很推崇您的醫術，建議我一定要來掛號。但我上網查了一下，發現您似乎『專門在看產後』。您真的會看不孕症嗎？」

飽受不孕症之苦的女性，在漫長的治療過程中早已收集很多的資訊，對於自身的狀況也有一定程度的了解。在本書的第五章，我跳過一般的概念介紹，直接針對較為深入的問題進行討論。文章主要的受眾，除了正在與不孕症奮戰的讀者以外，也想藉此機會將我的看法分享給其他中醫同道參考。關於女性不孕症，真的要討論下來，會是一部鉅著。雖然無法在本書中列舉大量案例比對，但文中出示的處方必然具有一定的參考價值。拋磚引玉之下，期盼能夠藉此提升傳統中醫治療不孕症的水準。

三、對硃砂事件的反思

假設某天，媒體報導市售某個品牌的醬油驗出致癌物，或是某個地方因為工業廢水汙染，以致農田產出鎘米，民眾會怎麼看待這樣的新聞呢？我猜想，民眾的反應大概會是，罵黑心老闆使用過期原料、罵該品牌的醬油品質不佳，檢討醬油工廠的製程或其他人為疏失等等，或是罵上游工廠沒有遵守環保法規，惡意排放廢水汙染農田。民眾一方面抵制該品牌的醬油、追蹤來源下架鎘米，另一方面也要求政府的公權力介入。

可以肯定地說，應該不會有人認為「醬油很毒啊！趕快把廚房裡的醬油丟掉，我們家從此不再買任何品牌的調味醬料」，或是說「天啊，鎘米好可怕喔，我們全家人從今天開始，再也不吃米飯了，一口都不要」。針對毒醬油、鎘米，民眾會認為那是單獨事件，這個世界上難免有壞心的人，政府應該加強查緝，不要讓公權力睡著。畢竟，大家心知肚明，我們不可能這輩子再也不吃米飯、再也不使用調味料，我們期盼的是確保乾淨安全的生活必需品。

然而，同樣的情況發生在中醫界就不是這樣了。幾個月前中部發生硃砂事件，讓整個中醫界哀鴻遍野。長久以來，多數民眾對於中藥總有個既定印象——似乎飽含農藥、重金屬。只要每隔一陣子爆出醜聞，即使中醫界再怎麼自清，也無法消除民眾的疑慮。我不禁納悶，為什麼每當食安出問題的時候，大家都認為那只是單獨事件，一旦中藥出了問題，就把整個中醫界一起拖下水。想了很久，我終於明白了。原來，這一切和中藥有沒有農藥重金屬無關，也和政府、中醫界如何檢驗控管無關，問題的關鍵在於中醫藥從來就不是生活必需品。民眾可以不看中醫、不吃中藥，卻不能不吃飯、不蘸醬油。

近年來，不論境外或是境內，政府對於中藥安全所花費的心力不亞於對食品的管控，甚至更多。當某個品牌的醬油含有致癌物，哪個產地被驗出鎘米，民眾在意的是要如何加強控管，而不是從此不吃米飯、不蘸醬料。但中藥即使檢驗合格，也很難扭轉民眾的偏見。其實，只要我們理性思索就會發現，除了來路不明的中藥，凡是合法的進口商號，大多不會拿自己的商譽來開玩笑。

有一次，我聽一群朋友抱怨醫護工作的血汗。我說：「如果全台灣的西醫集體罷工一個月，大概會天下大亂。但若換作中醫界罷工一個月，民眾恐怕會發現，就算這個世界上沒有中醫中藥，大家照樣活得好好的」。由此可見，這個世界上，從來就不是中藥有沒有農藥重金屬、安不安全的問題。為什麼偶然發生一個醜聞，就可以擊垮整個中醫界？要怪，只能怪中醫太弱勢，看不到明顯的療效，可有可無地存在著，完全突顯不出價值。

曾經有學弟妹憤恨不平地對我說：「學長。為什麼西藥驗出致癌物，只要把產品下架回收，什麼事情都沒有。中藥一旦發生醜聞，就把民眾嚇壞了，整體中醫使用率跟著下降？」我說：「不為什麼。西藥再怎麼毒，民眾生病了，還是不得不找西醫治療，所以藥界醜聞只會被認定是單獨事件。如果你覺得不平，那就拿出實力，證明唯有你這套方法可以讓病患存活下去」。

過去半年多以來，在我的印象中，很少遇到病患問我有關中藥重金屬的問題。然而，根據統計，目前台灣民眾的中醫使用率只剩百分之二十七，而且逐年下滑中。我發現，中醫界雖然高手如雲，但大家似乎都保持沈默、獨善其身。過去我也一廂情願地認為「每個人都有自己的一套中醫」，默默守好自己的本分，做自己想做的事情就好。

不過在偶然的情況，我藉由門診的機會認識了大塊文化集團郝明義董事長。經過幾次的接觸，郝先生對我手寫處方的復古風格感到好奇，因此提出邀請，希望我寫點東西，聊聊傳統醫學的樣貌。拗不過董事長的盛情，我試圖寫點東西，懷著感念恩師朱士宗、朱樺父子教誨的心情，就個人記憶所及，首先寫下了收錄在本書附錄的〈漫談中醫外科與異位性皮膚炎〉，提供給專業人士作為參考。

另外，就我的人生經歷，我又寫了九萬餘字。聊中西醫學原理、中醫的歷史源頭，分享自己的求學過程、社會觀察，並列舉數十個醫案，從臨床診斷到處方用藥盡力交代清楚。至於到底有沒有價值，就只能交由各位讀者評判了。

杜李威　二〇二一年三月二十日

第一部

不是神醫就是庸醫

第一章　現代中醫的可能性

死生之域的奇蹟

關於「中醫到底行不行」這個大哉問，我想先分享一個顱內出血重度昏迷的案例。

病患在一一〇年一月三日不慎跌倒撞到頭，造成蜘蛛膜下腔出血，送醫急救時，昏迷指數一開始有六分。由於腦內出血範圍很廣，當時研判並不適合進行手術，只能先穩住生命跡象，將病患留在加護病房觀察。到了一月五日，昏迷指數降到三分，瞳孔散大沒有反射，院方便發出病危通知，並建議家屬簽下放棄急救同意書。而家屬在簽署切結書的同時，提出會診中醫的要求，邀請我在當天晚上七點半介入。

經過一個月的中西醫整合治療，病患恢復得還不錯，二月十日農曆年前出院時，可以開口講話表達意願，能夠提筆寫字、和家人打麻將，手腳四肢都能自主活動，也能在床邊坐起來。到了二月下旬，病患能在輔具的協助下步行。

以現代醫學為辨證基礎

大致上，腦中風可以分為栓塞性與出血性兩大類。

栓塞性中風的病患，腦血管受到血栓的阻塞，供血不良造成腦細胞缺氧壞死，治療方式除了用活血化瘀藥溶解血栓，主要是藉由大劑量的黃耆來打通血路，一般中醫界熟悉的處方為「補陽還五湯」（黃耆一～四兩、當歸二錢、赤芍錢半，川芎地龍桃仁紅花各一錢）。為什麼黃耆的用量有一到四兩之間的差異？主要是上了年紀的人，血管多半較脆、較沒有彈性，如果黃耆的劑量一下子衝太快，可能導致血管破裂，萬一造成二次出血性中風，病情就會更為棘手。

而出血性中風是因為腦血管破裂出血，除了出血浸潤大腦的組織，瘀血的壓迫也造成大腦破壞。救治的第一步必須優先使用大劑量的瀉下劑，先降腦壓才安全。臨床治療除了通竅醒腦之外，尤其重視止血、化痰（對於半固態半液態，流動不利代謝不良的產物，傳統中醫統稱為「痰」），並且提升身體吸收血塊的能力。

這個案例的當事人，是我朋友的父親，素有糖尿病與高血壓病史。一月五日當晚，我第一次會診病患時，大面積的蜘蛛膜下腔出血，昏迷指數三分，瞳孔沒有反射，刺激足底湧泉穴也沒有反射。當時我開的處方如下：

處方用藥

生黃耆 五錢　丹參丹皮各三錢　殭蠶 三錢

升麻 一錢　川天麻 三錢　膽南星 二錢

全蠍 錢半　鉤藤 四錢後下　石菖蒲 三錢

葛根 三錢　蟬蛻 一錢　薄荷 一錢後下

陳皮厚朴各錢半　製川軍 二錢後下

赤芍　二錢　　荊芥炭　三錢

冰片三分、血竭三分、川七五分、乳香沒藥各一錢，研末沖服。

中醫的用藥思維

首先在此說明一下黃耆的使用心得。黃耆有降血壓血糖的效果，臨床上大劑量的黃耆（一兩）有降血壓的功效，尤其適合用在氣虛型的高血壓病患（舒張壓高），一般搭配夏枯草使用。至於小劑量的黃耆（五錢以下），反而能夠升壓，而且可以看到些微的利尿效果。我會診當時，病患的血壓血糖都穩定，所以我第一次使用黃耆的劑量開五錢，並且搭配升麻，用來引藥上行。

接下來，讀者可以發現我的處方使用了全蠍來鎮定神經，並搭配冰片、天麻、鉤藤、菖蒲、蟬蛻、薄荷通竅醒腦。然後才是使用僵蠶、南星這兩味藥物來「化風痰」。大黃（川軍）除了瀉下降壓的作用，同時兼具活血止血的功效。病患當時沒有發燒，腦壓也不至於太高，因此大黃的使用可以保守一點，先開二錢。

這裡有個比較複雜的部分，就是活血藥和止血藥的搭配比例問題。血竭是很強的活血化瘀藥，用量不要太大，一般我習慣合併三七、乳香、沒藥，研末後加入水藥湯劑裡面使用。如同我前面說的，老年人的血管較脆弱，必須謹慎用藥以免造成二次出血。丹參、丹皮、葛根、赤芍這四味藥物的使用目的，就是為了軟化血管、增加彈性。這其中，尤其重視葛根擴張血管、解肌退熱的特性，一般用量二到四錢。可以說，一張處方的成敗，葛根占據非常重要的位置。

大致上，救治腦中風病患，中醫界知道的大概就到這裡為止。接下來，我要說的，是自己累積多年成敗而獲得的經驗。

進退之間如履薄冰

病患服藥第六天，雙眼睜開四分鐘，病家向我回報時非常興奮。然而，當我聽到病患睜開眼睛了，馬上決定換藥。一月十一日，修改處方如下：

處方用藥

路黨參　八錢　　全蠍　錢半　　炒當歸　二錢
生黃耆　一兩　　殭蠶　三錢　　膽南星　二錢
升麻　一錢　　炙内金　三錢　　石菖蒲　三錢
黃芩　三錢　　蘆根　五錢
炒白朮　三錢　　陳皮枳殼各錢半
茯神苓各三錢　　參三七　一錢
野葛根　二錢　　赤芍　二錢
冰片三分、血竭三分、乳香沒藥各一錢，研末沖服。

這一次的處方，與第一次有什麼不同？出血性中風第一步必須重視通竅醒腦與降腦壓，當病患能夠睜開眼睛的時候，階段性任務就已經達成大半。通竅藥物當然還是必須使用，但是使用劑量可以稍減一些，目的是為了進一步幫助血塊的吸收。這個階段處方的修改，重點在於增加「補氣健脾」的藥物。為什麼要補氣健脾？我認為，決定中風病患預後的好壞，有兩個關鍵，第一個關鍵，是「胃氣」的有無。

在此和各位讀者傳達一個概念——救治中風病患，就像是將軍帶兵打仗。剛開始用藥的幾天，看不到病患有任何變化。這個時候任何人難免會感受到心焦，到底是要繼續延用原先的處方，還是要增加劑量？如果要增加劑量，是要一寸一寸謹慎地將部隊推出去，還是一口氣將劑量加重一倍，直接攻城掠地？

這個問題，其實沒有一定的標準。我常常會說「視情況而定」。問題是，視什麼情況？說穿了，劑量的拿捏，完全是看醫師的性格來決定。久經沙場的武將經驗固然豐富，但即使是常勝將軍，也無法預測這一次是不是會慘遭滑鐵盧。我自己個人的體會是這樣的，決定我用藥的方向、要不要增加或減少劑量，我的評判標準在於觀察病患的排便情況。

我有個大膽的想像。當代的醫學，對於人體的消化道，所知道的還是太少。我猜想，一百年後的生理學課本，談到消化系統，肯定和當代醫學的面貌差異極大。治療出血性中風病患，我第一步會開瀉下藥降腦壓，同時重用苦寒的藥物來退熱。然而，我發現，一個病患預後情況，關鍵在於他的腸胃道的功能好壞。「胃氣」強健，身體的機能才動得起來，大腦的恢復也會相對好很多。因此，瀉下降壓只是權宜之計，中病之後，必須改弦更張，以補氣健脾為主。以上，是我治療這一類的病患最大的體會。

第二個關鍵是什麼？對於氣切的病患，我認為決定預後第二個關鍵，在於「感染的管控」。我曾經碰過好幾次這種狀況，病患治療的過程稍見起色，一不小心肺部感染之後，情況瞬間惡化。針對這次的案例，在一月八日的時候，我中途短暫地增加兩錢的葶藶子，用藥兩天，原因就是當時病患曾經出現肺水腫。而一月十一日的處方，我用了黃芩、蘆根，就是為了預防氣切之後造成感染。

這一次，病患可以恢復神速，除了西醫很努力地幫忙病患呼吸訓練、復健之外，醫院把病患照顧得很好，同時也很幸運地沒有發生任何的感染，種種天時地利人和之下，才能在過年前安然出院。這一切都要感謝主。

藉著這個案例，除了拋磚引玉、以文會友外，我想告訴大家的是我所追求的中醫之道，必須要能吸納新知，甚至以現代生理病理學為基礎，也就是所謂的「西學為體，中學為用」。將現代醫學作為辨證基礎，用中藥來治療疾病，是我臨床多年以來一貫的態度。在此基礎下，與大家分享我所知道的中醫。

第二章 大眾印象

禁忌的話題

曾經聽人說，這世上有三個絕對禁忌的話題，在親朋好友家族聚會上講了一定吵架，最後不歡而散，老死不相往來。這三個話題分別是政治、宗教，還有「中醫」。

我個人倒是認為，聊政治、宗教都還好，反正不論自己人或是持對立意見的人，大致知道對方的底線，只要不挑戰基本教義，點到為止，還在可防、可控的範圍。真正危險的話題，是聊中醫。

話說回來，中醫到底行不行？如果要我說，這個問題，就像問我粵菜好不好吃，是一樣的道理。命題的關鍵不在粵菜好不好吃，應該要問，你說的是哪一家餐廳的粵菜？

主廚是誰?有了明確的前提，再來討論食物美味與否才有意義。

我們偶爾會聽說親友同事去哪裡看中醫「調養體質」。調養體質是什麼意思?是有什麼病痛?還是哪裡不舒服嗎?同樣的問句，幾乎不會發生在西醫身上，無論任何急性、慢性病，去看西醫似乎都有一個明確的目標。如果是去看西醫，就不會說出「調養體質」這四個字了，而是直截了當地說患了什麼病。

民眾對於中醫的印象，要不就是碰到重大疾病，西醫治療效果不盡理想，只好求助中醫;要不然就是頭暈腰痠、胸悶心悸，看似生病卻沒有一個明確的診斷，只好將中醫當成西醫的替代醫學，處理現代醫學不盡完善之處。

古老的語言——什麼叫做「子宮寒」?

當中醫師幫你把完脈，你可能會問:「醫生，我這身子是什麼情況?」如果電視看多了，或許還會問:「醫生，我的體質是寒還是熱?」

畢竟，傳統醫學使用的語言已經離我們的生活經驗太過遙遠。如果中醫師告訴你，你這個是肝逆犯胃、肝鬱化火、肝陰不足、脾陽虛衰……這樣的語言肯定讓你聽了一頭霧水，不說則已，說了反而更增添你的疑惑。

所以，我們好像已經習慣了去看中醫不知道該怎麼問，醫師也不知道該怎麼回答的互動模式。有時候，中醫師給個敷衍式的回答，或是硬要套用現代化、貼近生活的語言來解釋病情，往往讓人感到啼笑皆非。

常見的狀況是這樣：

病患走出診間，家人問：「剛剛醫生怎麼說？」

「喔。醫生說我子宮太寒，長很多顆肌瘤，要好好調理，不然會流產……」

但是，什麼叫子宮寒？子宮寒的定義是什麼？你能提出任何證據支持子宮寒和長肌瘤之間的關聯嗎？誰說長了子宮肌瘤就會流產？為什麼中醫一直給人不科學、不理性的印象？類似這類對話一旦傳出去，肯定被婦產科醫師嘲笑。

不同於「排毒理論」這種錯植在中醫身上隔空出世的歪理，「子宮寒」確實是傳統中醫的語言。雖然我們可以在歷代典籍看到許多「宮寒不孕」的描述，但我這輩子極力避免使用這樣的語言，也從來沒有跟病患說過她子宮寒。為什麼呢？

試想一種狀況。當一位財經專家上電視說：「最近的股市很冷……」，我想，應該不會有觀眾認為：「現在是夏天，每天的氣溫都在三十六度以上，股市怎麼會冷？」或是說：「股市很冷。那你等一下去號子的時候，記得多穿件外套。」顯然，大家都知道，所謂的股市冷，是形容每天的交易量比從前少很多的意思。相同的道理，「子宮寒」就和我們形容買氣很冷、打入冷宮、坐冷板凳等等一樣，指的是卵巢子宮的生理機能出現障礙，沒有辦法發揮正常的功能，而不是子宮溫度太低。

我常說，古人用簡略的文字來形容卵巢子宮機能不佳有其時代的背景，當代的中醫師應該與時俱進。舉凡月經週期不規則甚至閉經，月經量少，色暗血塊多，月經淋漓不止經期長達十餘日，無排卵月經（基礎體溫沒有高溫期）等等，傳統上雖然可以被歸類在「子宮虛寒」，但當代的中醫師應該針對問題謹慎處理，而不是沿用舊時代的說法隨便打發病患。

會把脈就是神醫？

除了「子宮寒」的問題之外，大多數的民眾，對中醫還有個誤解——只要把手伸出去，讓中醫師把脈，就能知其功力。如果能像X光一樣，將你全身上下說個透徹，就認為是遇到了好醫生；反之，要是中醫師把完脈，還不清楚病患懷孕了，就會被認定是個庸醫。

想知道有沒有懷孕還不容易嗎？去便利商店買驗孕試紙，一百多塊錢就有了。驗孕試紙非常靈敏，月經也才延遲幾天沒來，胎兒都還沒發展出心跳，照樣驗得到懷孕。

事實上，要考驗一個中醫師的程度高下，重點根本不在他有沒有透視眼，而是看他遇到問題的時候，能不能分析前因後果，順利解決問題。

有一次，我和一個從事證券交易的朋友聊天。他說他曾經遇過一位中醫師，把脈就像X光眼，讓他讚嘆不已。我回他說：「如果拿你的工作來做比喻，不管你對一個產業有多瞭解、知道一家公司多少內幕，這些都不是重點，你只要告訴我，現在這支股票到底是要買進還是賣出就好。能賺錢就是你厲害，如果賺少賠多，你講再多都沒用。」

因此每次遇到病患要考我把脈，我總是兩手一攤，和他說我不會。確實，我沒有X光眼。把脈對我而言，也不是當成X光在用，而是在問完病史與症狀之後，用來判定陰陽寒熱的工具。中醫講「虛則補之、實則瀉之」，人體其實很複雜，不是全然的虛證或是實證。通常都是五臟六腑互相牽制，這個臟腑呈現虛證、那個臟腑呈現實證。我把脈，意在分辨寒熱虛實，並且透過寒熱虛實來判斷疾病的走向與轉歸。

我也常常遇到病患問我，他的體質是寒還是熱？這也可以套用股市來做比喻——請問你能告訴我，台股一萬點是位在高點還是低點？三百塊的台積電，是要做多還是放空呢？顯然，寒熱之間是相對現象而不是絕對狀態。話說回來，多頭市場的時候，也不是每一支股票都在狂飆；遇到空頭市場，也不是隨便哪一支都能放空。人的身體就和股市一樣，寒熱之間不是單純的二分法。我們說「調體質」，你以為的寒熱未必是真的寒熱，而是必須細分臟腑虛實。以股市交易來說，就是重點在於你有沒有辦法判斷哪些股票該買、哪些該賣。

「對症下藥」成了「頭痛醫頭」

傳統中醫講求「理法方藥、辨證論治」，每一個人都是獨立的個體，病患的狀況千變萬化，正所謂「方無定方、法無定法」，臨床重點在於「一人一方、隨機應變」。

我認為，要想正確地分析醫理，開出有效的處方，其訓練的過程，某種程度就像是在訓練寫作一樣。閱讀經典與前人的驗案，絕對是必要的功夫。再來，端看細心和悟性，藉由不斷地思考，筆耕不輟地去實踐，才有開花結果的一天。

我不曉得從什麼時候開始，或許是為了想要速成，兩岸的中醫教育走上一條我認為不是很妥當的道路。談到辨證論治，教材的編排摒棄古典精神，變成很像是升學補習班的講義一樣，用「表格化」來定型。好比說，先將妊娠嘔吐分成以下幾種類型，再根據類型套用固定的方劑治療。

肝逆犯胃者，用「柴胡疏肝湯」合併「橘皮竹茹湯」，或加「平胃散」；肝腎陰虛者，用「一貫煎」；脾胃虛弱者，用「香砂六君子湯」；營衛不和，用「桂枝湯」；化痰用「二陳湯」……從官方公定教材，到報章雜誌，各種網路媒體，凡是有關中醫的文章，大多參照這個模式來書寫。

類似這樣「辨證分型」，用套招的方式來處理病症也不是說不可以，只能說療效絕對是有限的。這種不求病因，將問題過於簡化的做法，美其名為對症下藥，其實不過是頭痛醫頭、腳痛醫腳而已。至於當前市面上流行一種文化，將一堆中藥混在一起做成「健康食品」，好比說推出一款「安胎飲」之類的成藥，宣稱可以廣泛處理多種孕期不適症狀，更是等而下之的做法。

因人施治才是根本

傳統中醫的精神，強調病患個體化的差異，因人施治，並不是隨便將一堆中藥混在一起就是一張處方。好比說某甲的病情呈現三個症狀，我們必須先找出這三個症狀彼此之間的關聯性，然後「對證用藥」才是正途。假設某乙病患，他除了擁有和某甲相同的三個症狀之外，還多了第四個症狀，雖然表面看來只是多了一個症狀，經過辨證之後，通常會發現這兩位病患完全屬於不同的證型，處方用藥也是南轅北轍。如果不去探究病因，只考慮什麼藥物可以治療什麼症狀，看到多一個症狀就多加一味藥物，這樣亂槍打鳥似地給藥，長久下來，勢必造就中醫產業衰亡的局面。

在我們的印象中，看到中醫師開處方，總是龍飛鳳舞寫滿整張紙。說到如何評判一張處方的好壞，我經常用三個比喻來描述。第一個比喻，開處方就像寫作文章。文章有長有短，就像處方有大有小。小處方只開三到五味藥，大處方好比膏滋方，動輒開立數十種甚至上百味藥物。文章的好壞不在長短，而是在於寫作的深度和想法。不管怎麼說，完整的起承轉合架構，能夠將前因後果交待清楚，這是寫作的基本要求。處方用藥也是一樣的道理，病因病機條理清晰、邏輯連貫，這是最基本的功夫，至於辨證正確、用藥精當，則是更深一層的學問。

第二個比喻，開處方就像行軍打仗。古人說「用藥如用兵」，熟悉每一味藥物的特性，就像熟悉每一個士兵的戰力。戰場有多大？攻守縱深到哪裡？誰負責打前鋒？誰負責斷後？糧草彈藥是否能夠接續得上？一個好醫師，就像一位善於用兵的武將，一張好的處方，就像一本嚴密的作戰計畫，必須審慎考慮前因後果，才能面面俱到。

第三個比喻，開處方就像從事室內設計。拿展場的規劃來說，首先要想到什麼攤位應該擺在哪個位置。再者，規劃良善的賣場動線，不但可以有效地疏散人潮，還能讓消費者逛得舒適，進而提升購買慾望。再舉一個例子。為什麼電影院需要蓋那麼多間廁所？多數的消費者習慣在電影開場前如廁，假設廁所不夠用，使得觀眾在進場前必須排隊二十分鐘，因而錯過了電影前半段的劇情，恐怕不會有人願意再度光臨這家戲院。處方用藥也是一樣的道理，滋補氣血的藥物就像賣場的人潮，動線規劃正確才能補得進去，而攻堅的藥物就像戲院的觀眾，必須考慮疏泄的速度。

不同於一般社會大眾的認知，傳統中醫有其高深的道理。我個人也是承襲著古人的智慧，才學會使用這些方法。可見，從最粗糙的走藥郎中，到最精緻的宮廷醫學，都是隱藏在歷史洪流當中的一環，差別只是我們有沒有機會接觸到而已。

傳統中醫到底行不行？這個問題的答案眾說紛紜。我認為，倒不是說中醫行或不行，而是怎麼做可行、怎麼做不行。我只能說，醫術好壞，要請你自行體會；就像食物美味與否，只能靠著你的舌尖自己去評斷。

第三章　中醫是一門玄學？

卑微的處境

出門在外，若是遇到陌生人問我：「先生，您是從事哪個行業的？」

我通常回答：「偏門生意。不好說。」

經常有人會忍不住追問：「看你的樣子，像個讀書人，不像是撈偏門的。」聽人家這樣說，我總是笑而不答。我雖然有大學文憑，也吃得白白胖胖的，但這並不表示我不能靠偏門行業營生。話說回來，我說自己做的是偏門生意，那也不代表我就不是一個正經人。

我是個中醫師。為什麼我不肯坦然地告訴人家我所從事的職業呢？

當我說中醫是個偏門生意，難道是因為我鄙視、輕賤這份工作嗎？難道是因為我的醫術不好，不好意思承認我在行騙，才這麼說？

事實正好相反，我很清楚我在做什麼。論醫術，我還算頗有幾分恬不知恥的自信。我對中醫非但沒有歧視偏見，我花在理解中醫的心力，絕對不會比別人少。既然如此，為什麼我會說自己做的是偏門生意，而不是擔任臨床醫師？

或許我們可以從「習慣性流產」來切入這個話題。

科學的極限

妊娠未滿二十週的胎兒無法在母體繼續成長的情況，我們稱為流產。百分之八十以上的流產發生在第一孕期，即妊娠十二週以內。如果用全體人類的懷孕經驗來看，流產發生的機率約為百分之十五到二十，並且隨著孕婦的年齡而增加。這只是統計臨床已被診斷妊娠的案例，實際的流產發生率還要更高。連續三次的自然流產，稱之為「習慣性流產」（Recurrent pregnancy loss）。

雖然說，根據統計資料，自然受孕的情況下流產率高達百分之二十，因此我們可以將流產視為自然淘汰的一部分，不需要感到壓力或是自責，但大多數的婦女對流產的記憶，即使事隔多年，依舊非常鮮明。所以說，當事人心理上的調適，家屬與醫護的關懷支持，非常地重要。

流產之後，若詢問婦產科醫師什麼時候可以再次懷孕，通常會得到兩種答案：一部分的醫師會告訴妳，不需要刻意避孕，下一次的月經週期就可以懷孕。也就是說，只要妳能夠受孕，就代表妳的身體已經準備好了，無需擔憂；另外有些醫師會建議婦女，三個月後再來懷孕比較恰當。這樣的建議，除了讓身體休息一下，更重要的，是為了讓心情能夠得到調適。

造成流產的原因，包含胚胎因素與母體因素。

胚胎因素有兩個，分別是染色體異常，以及胚胎發育不正常（常見的例子是俗稱「空包彈」的萎縮卵）。母體因素則包含子宮缺陷、內分泌因素、感染、基因遺傳因素、免疫因素，或是其他原因，如血栓、環境毒素、藥物等等。

單獨就母體因素來看，內分泌出問題造成流產，所占的比例約為百分之十至十五，而我們常聽到的「黃體不足」只是內分泌因素的其中一項，其他還包括甲狀腺低下、糖尿病、多囊性卵巢等代謝疾病。這樣看來，道理就很清楚了。向來被視為萬靈丹的黃體素，對於流產的預防或治療效果，只有內分泌因素所占百分之十五的一半都不到。也就是說，除非可以明確診斷孕婦黃體不足，否則用補充黃體素來「安胎」是完全無效的。雖然醫師多半會建議孕婦臥床休息，但目前已經知道對於病程的進展絲毫沒有幫助。

再談到出血與腹痛，是常見的流產徵兆。整體來說，約有百分之二十到二十五的孕婦曾經有過陰道出血的經驗，可能持續數天或是數星期。一般而言，大多屬於正常而且無害的「著床性出血」（Implantation bleeding）。然而，在臨床上，並沒有辦法預測眼前的出血情況會不會進展到「脅迫性流產」（Threatened miscarriage），甚至演變成「不可避免的流產」（Inevitable miscarriage）。

科學再怎麼進步，依然有它的極限。雖然我們前面談了那麼多已經被證實的流產原因，但是，仍然有將近百分之五十導致流產的母體因素，原因至今成謎，只好被歸類在特發性因素（Idiopathic factors）。

由母體因素造成的流產，即使經過大量的研究，有百分之五十的已知原因，但大多數仍然無法阻止其發生。另外百分之五十的原因不明，甚至沒有對策可以預防或治療。所以，當代的婦產科醫師只能告訴孕婦，放寬心、不要緊張，留得住自然能夠留住。畢竟，壓力狀態對孕婦而言，沒有任何好處。

以上是現代醫學對於習慣性流產的認識。知之為知之，不知為不知，即使知道原因，沒有辦法治療就說沒有辦法。什麼是有效的、什麼是無效的，一清二楚。這就是科學的精神。

無法講科學的中醫

那麼，傳統中醫如何看待習慣性流產呢？很遺憾的，中醫對於習慣性流產的見解，非常「不科學」。為什麼我會說中醫不科學？在我們解釋中醫不科學的原因之前，我們首先來定義，什麼叫科學？

翻開《大英百科全書》，「科學」（science）的定義是這樣的：「對於自然或人文現象，透過觀察之後提出解釋，其解釋理論必須符合邏輯的一貫性與實驗結果的再現性」。根據上述的定義，傳統中醫對於習慣性流產的見解，確實是不科學，甚至是反科學的。

自古以來「氣虛」被認為是導致流產的原因之一。首先，傳統醫學所說的「氣」，指的是「能量」，因此「氣虛」可以理解為「能量不足」或「能量輸送不及」。根據中醫理論，我們可以針對「氣虛」來下定義，也可以對流產的原因進行辨證。也就是說，任何人只要學過中醫理論，大概都能夠理解什麼是氣虛，並且接受氣虛是導致婦女流產的原因之一。

但反過來說，當一個孕婦被診斷為氣虛，就一定會流產嗎？答案卻是未必。氣虛要虛弱到什麼程度才會造成流產呢？很遺憾的，雖然氣虛有典型的表徵，卻沒有一個可供量化的標準。問題來了，如果不能將氣虛的標準量化，當你問我眼前的孕婦會不會因為氣虛而流產？我其實是不知道的。

此外，根據歷代醫家的見解，造成流產的原因除了氣虛之外，還有血虛、肝虛、腎虛、血熱、肝鬱、血瘀……什麼樣的體質因素都有可能發生。

麻煩的事情恐怕還不只是如此。常見的情況會是這樣的，當我判定一位面臨流產高風險的孕婦屬於氣虛辨證，換成另外一個中醫師，可能又會給出完全不同的診斷。如果連診斷都無法一致，又怎麼有辦法將治療方法標準化以達成「再現性」呢？

經驗法則的可貴

如同所有的宗教、玄學，或藝術，傳統中醫的知識系統，只有一部分能用科學方法下定義，大多數的經驗法則，至今仍是模糊而未知的。傳統中醫之所以不科學，或是說，中醫本身就沒有辦法講科學，原因就是在此。

如果你問我，中醫的經驗法則能不能用來治療習慣性流產？出乎意料，我認為是可以的。或是保守一點來說，有機會。用一句驚世駭俗的話來概括：「有用的東西，未必要講科學」。

現代醫學對於習慣性流產的研究雖然符合科學精神，卻提不出有效的治療方法。而傳統中醫雖然不符合科學精神，卻有可能基於經驗法則提供解決之道。我自己大半輩子接受科學訓練，如今的工作卻大半依附在玄學系統之下，這就是我說自己從事「偏門行業」的理由。

中西醫論戰

在科學昌明的今天，因為母體因素而流產的案例仍有將近百分之五十找不到原因，現代醫學能治療的則不到百分之十。傳統中醫的介入，或許可以幫助這些飽受流產之苦的婦女。可是，中醫流派分歧，各門各派手法迥異，既然沒有固定的治療模式，也就沒有辦法統計療效。受限於中醫無法科學化，以致於中醫醫療大多只能在暗中進行。

臉書上有一個限定醫師才能加入的封閉社團，我猜想，社團裡即便有其他的中醫，肯定也是極少數，而我因為受到版主的邀請得以混在裡面潛水。在這種以西醫為主的封閉社團，經常可以看到批評中醫的言論。

某天，我看完一位醫師發表批評中醫的文章，忍不住回了她一段話：「唉，大姊，這世上總有那麼幾件事，是現代醫學無法處理的。只要極少數的案例不幸落到中醫手上，萬一被他處理好了，自然有民眾會信。就算我們再怎麼罵，也消滅不了中醫啊。」

這位醫師回答我：「中醫會有什麼療效？少在那裡騙了！安慰劑而已！不只幾件啦，現代醫學處理不來的何止千萬？問題是，就算西醫處理不來，也不能隨便讓中醫拿去唬爛啊！」聽她這麼一說，我頓時啞口無言。

我不是妄自菲薄，也不是對中醫無知。我對自己每一項診斷、開每一味藥物，都能夠提出一套解釋，肯定不是盲目之下胡亂試藥。一百年前，魯迅先生曾說：「中醫不過是有意或無意的騙子。」時至今日，我也必須正視現實。只要打開健保資料庫做統計就可以發現，在我們這個社會上，有超過七成的民眾，不信中醫、不看中醫，認定中醫都在欺騙，而且吃中藥對身體有害。

夜壺的比喻

不曉得各位讀者有沒有聽過什麼是「夜壺」？從前的房子，廁所都蓋在戶外，大家習慣將尿盆塞在床底下，方便寒冬的夜晚起床如廁，所以美其名叫做「夜壺」。

上海大亨杜月笙先生埋怨自己被蔣介石用完即丟，曾在戰後自嘲為夜壺：「半夜尿急的時候，巴不得趕快找你。等到天一亮，就嫌你臭不可聞。」而杜月笙這句話，顯然只說對了一半。距離他自比夜壺七十多年後的今天，幫派分子依然活躍在這個世界上；而曾經是每個家庭必備的夜壺，如今卻早已被時代淘汰而不復見。

投資銀行是金融業，地下錢莊也是金融業。這個世界上，總有某些事情，得要靠地下金融機構才有辦法運作。但即便再怎麼基層的銀行職員，也不喜歡人家拿地下金融機構來和他相提並論。

萬物皆有陰陽，當現代醫學舉著科學的大旗站在舞台上，以玄學為中心的傳統醫學勢必只能存活在陰暗的檯面下。這份自知我是有的，所以只要人家肯相信我，健康出問題願意來找我商量，我並不介意當個夜壺。杜月笙還說過：「人家肯利用我，那是人家看得起我。」誠哉斯言，身為中醫，我只盼自己還有點價值，能夠為這個社會所用，不要像夜壺一樣被時代淘汰。

當人家問我：「先生，您是從事哪個行業的？」考慮到眼前問話的人，有超過七成的機率，認為中醫稱不上醫療，最多只是安慰劑。既然不好解釋，我寧願用一句：「偏門生意。不好說。」這樣的回答，藉此曖昧自己的身分，給人多一點想像空間，增添幾分浪漫的色彩也說不定。

第四章

歷史的灰燼

消失的社會地位

在交際應酬的場合、酒酣耳熱之際，熟識的朋友大概都聽我講過一個故事：很久以前，有一次我去相親，約了在咖啡廳見面。當我做完自我介紹，飲料還沒有端上來，坐對面的女孩突然站起來，一句話也不說就轉身而去。十分鐘後，媒人婆接到女方來電：「妳不是說要幫我介紹醫生嗎？結果來的人竟然是個中醫。為什麼事先都不把話講清楚？簡直就是浪費我的時間！」

我常常和朋友開玩笑說：「請問你什麼時候開始產生中醫師是醫生的幻覺？我覺得你病得不輕，應該去掛身心科喔。」大家或許嘴巴上不明著講，但心裡都一定程度地明白，中醫師稱不上是醫生。中醫比起西醫，社經地位就是矮了十七八截。

根據健保署的資料統計，二〇二〇年國內民眾的中醫使用率約為百分之二十七・二，也就是說，這個社會上，有超過七成的民眾是從來不看中醫的。基於傳統習俗，大多數的婦女在產後或多或少還是會吃一點中藥。合理地推斷，很多人終其一生，能夠接觸到中醫藥的機會只有在產後。基於這樣的現實，我也曾發下宏願，希望藉此機會，拿出我的看家本領讓民眾留下美好的印象，使傳統中醫浴火重生。

而有時候我不免會想，是什麼原因造成台灣民眾的中醫使用率越來越低？為什麼大家對中醫師的印象似乎是治不了什麼病，成天只會誘導民眾養生食補、按摩穴位、跳健康操呢？難道傳統醫學就這麼不堪嗎？要討論這個問題，我們先將時間拉回到九十年前的上海……

湮沒的輝煌年代

一九三三年春天，監察院長于右任先生，連日高燒不退。在南京中央醫院做血液檢查，證實罹患傷寒（Typhoid Fever）。于右任先生一聽到傷寒，二話不說立刻丟下公務，坐火車到上海找陳存仁大夫治療。根據陳存仁先生的回憶錄《銀元時代生活史》，他當時每天換藥，連續治療了十五日，于右任院長才告痊癒。

回溯歷史，佛萊明在一九二八年發現青黴素（俗稱盤尼西林），但抗生素量產以供臨床使用，是二戰結束之後的事情。也就是說，在一九三〇至四〇年代，雖已確認沙門氏菌是傷寒的病因，西醫卻無藥可用。一旦罹患傷寒，只能靠著靜脈注射維他命等等，採取支持性療法，看病患自己的造化。

相同年代的上海，有名的中醫師，好比張聾朋、夏應堂、嚴蒼山、謝利恆、秦伯未、陳存仁、丁濟萬、章次公、程門雪等等，都是擅長看霍亂、傷寒以及各種傳染性時疫的名醫，幾乎藥到病除。

那麼，抗生素問世之後，為什麼中西醫之間不是並駕齊驅，各自有其擁護者，而是中醫幾乎完全退出感染科市場，逐漸被世人淡忘呢？我想，大概可以提出以下解釋：

西醫看的是「病」，中醫看的是「病人」。針對傳染性疾病，西醫著眼於如何殺滅「病原體」，而傳統中醫觀察的主體一直是「病患個人」。

針對一個疾病，西醫只要診斷明確，投予正確的藥物，所有的治療都有標準化的流程。然而中醫卻不是如此，傳統醫學講求「辨證論治」，不同的病患給不同的處方。即使是相同的病因，在疾病不同的階段、不同的症狀表現，處方立刻改弦更張。一味藥物的差異、劑量調配的比例，失之毫釐差之千里。

此一時彼一時

正由於傳統中醫治療的手法太過繁複，儘管陳存仁等人擅長治療傷寒等時疫，有這樣本事的中醫，終究只占少數。目前西醫治療傷寒，死亡率可降低至百分之四，甚至百分之一。與陳存仁同樣醫術精湛又經驗豐富的中醫師，或許可以達到相當的實力水準，但是，其他市面上九成九的中醫師，又有多少人可以掌握傳染病急性期瞬息萬變的情勢，隨時見招拆招呢？

這也難怪我曾經聽學弟妹說過，隨便一個西醫部的實習醫師都知道，只要確定是黴漿菌感染，就可以開什麼抗生素來治療。反觀中醫，都已經從學校畢業好幾年了，遇到久咳不癒的病患，想破頭還未必治得好。

上海名醫陳存仁先生是在一九二九年自設診所，獨立行醫。早在他開業前一年就創辦了中國第一份專門介紹醫藥衛生常識的報刊，名為《康健報》。那個時代的社會大眾多半缺乏醫療常識，藉由傳播媒體的影響力，陳存仁醫師很快地成為海內外知名的人物，開業初期就很成功。根據他的回憶錄，當時來求診的病患，大人多半罹患傷寒，女人則為月經、白帶等問題，平均一天都要看一百多人次。

換到當代的台灣社會，民眾普遍醫療常識豐富，在醫療技術發達、就醫又簡便的情況下，即使是小感冒，多數的民眾也沒有看中醫的習慣。我認為，中醫師與其成天上節目宣傳服用枸杞、紅棗的好處，倒不如多分享幾個妙手回天的案例，對於中醫藥的推廣或許更有幫助。

二〇二〇年新冠肺炎全球大流行，直到年底我寫這篇文稿的時候，仍然看不到疫情趨緩的徵象。我們很幸運地住在全球防疫最佳的台灣，日常生活絲毫不受影響。回想起年初疫情剛爆發的時候，面對這種從未見過的新型疾病，不論中西醫，一時之間同樣感到束手無策。當時我曾經到處詢問，準備了好幾套「兔寶寶裝」的防護衣，心想，說不定哪一天會突然收到徵召上戰場。

而疫情爆發至今，我也經常聽聞在國外執業的學長，分享他們用傳統中醫治療新冠肺炎的心得。故事聽多了，難免感到血脈賁張，恨不得自己身臨其境。但轉念一想，人家隨便一個胸腔內科醫師，一個早上就要照顧幾十個肺炎病患。換成是我，可能好幾年才難得遇到一個案例，光是累積臨床經驗的速度就已經先輸了一半，想想還是不要犯大頭病比較好。

第五章　錯將民俗當中醫

當迷信遇上科學

我很感激禾馨醫療集團執行長蘇怡寧醫師的指導，讓我在畢業多年之後，還能去他那裡補充婦科新知。記憶中有兩次，我曾經很榮幸地站在蘇醫師身邊觀摩「胎兒乳糜胸」的治療過程。胎兒乳糜胸是一種先天性的罕見疾病，因淋巴管構造異常而導致胸腔積液，其治療難度相當高，有辦法處理的婦科醫師鳳毛麟角。大多數的婦產科醫師遇到這種狀況，通常會建議父母放棄，幸虧上帝指派蘇醫師來到人間幫助這些孩子。每當我看到蘇醫師施展神技的時候，總覺得手心冒汗、心跳漏一拍。

蘇醫師同時也是很受歡迎的公眾人物，其經營的「蘇怡寧醫師愛碎念」粉絲專頁擁有近三十萬的支持群眾。上面三不五時就會討論到孕婦產婦能不能吃什麼、能不能做什麼……對於各式各樣的民俗話題，蘇醫師總是不厭其煩地一再宣導科學精神，希望能夠破除網友的迷信。

說起這一類的問題，多半有個固定的套路，就是公公婆婆長輩等家族成員，告誡孕產婦可以怎樣、不可以怎樣，不聽老人言，吃虧在眼前云云。其實說穿了，有關「身體自主權」的話題，自古以來就是家族成員之間的政治角力，只不過多了一層偽稱醫學的包裝而已。

一次又一次，當我們討論到孕產婦能不能吃冰、能不能洗頭洗澡、是不是要多吃什麼小孩的皮膚才會白等等，看著蘇醫師用詼諧的比喻破除迷信，加上底下網友們的熱情回應，真的讓人看得很愉快、很舒壓。因此，我也常常忍不住上去和大家抬槓。

中醫不是民俗專家

說來實在無奈，從前我在中國醫藥學院（後改制為中國醫藥大學）唸書的時候，課堂上百分之九十九的內容，都在教如何診斷疾病，如何使用中醫治療。有關飲食宜忌、民俗養生的課題，學校沒有教，學生也不會。很奇怪的是，出了社會，中醫師最常被人家問起的，都是民俗話題。於是，大家開始上網查詢一堆三姑六婆的見解，然後跟著以訛傳訛，讓自己也變成宣傳民俗信仰的三姑六婆，本業反倒荒廢了不少。

有一次，網路上提到孕婦能不能吃冰的話題。按照往例，底下一堆網友現身說法：「老娘我懷孕時，每天三桶冰抱著吃，身體壯得跟牛一樣……」「拜託，這樣的大熱天懷孕，你叫我不准吃冰根本是故意找事……」。當大家討論得正熱烈，有一位學弟問我：「學長，請問你對蘇醫師的觀點有什麼看法？」

我回答說：「蘇醫師的立場很清楚，目前沒有任何學術論文可以證明吃冰有害。」

學弟繼續追問：「那學長你的觀點是什麼？」

我說：「你問的是個人觀點，還是站在中醫師的觀點？如果是個人觀點，坦白說，我並不是飲食很節制的人，我很愛喝冰啤酒，所以我不太喜歡管人家這種事情。如果硬要我回答，我會說，看體質。有些人吃冰沒事，有些人確實碰不得。」

學弟繼續問：「如果站在中醫師的觀點呢？學長你學了那麼多年的中醫，你認為根據中醫理論會怎麼看待這件事？」

這時候，我反問學弟：「你會治療胎兒乳糜胸嗎？或是，你知道該如何判讀基因晶片嗎？」

學弟說：「為什麼學長突然這樣問？術業有專攻，我當然是不會啊。這和我請教你的事情有什麼關係呢？」

我說：「對，你說到重點了。我剛剛說的那些東西你完全不會。事實上，你連接生都不會，而且不只你不會，不論自然產、剖腹產，我也不會接生。問題的癥結就是，你和我什麼都不會。」

學弟聽得一頭霧水，我接著說：「如果今天你的胸前掛著某某中醫師的名牌上節目，你根本不該去跟人家討論孕產婦能不能吃冰的話題。討論這一類的話題，是西醫的特權。西醫上節目講這些東西，民眾會認為這位醫師除了醫術精湛，學識還很淵博，哪天人家生病了，會去找這位醫師掛號；如果換作你用中醫師的身分上節目討論這個話題，民眾會認為，原來中醫就是專搞這個能不能吃、那個能不能做的民俗專家。就算生病了，也不會想到要來找你。

「也就是說，問題的癥結在於，民眾根本搞不清楚中醫到底會治療什麼疾病，因此中醫師越常講這種話題，民眾越不認為你有醫療專業。而且這種誤解，還會擴散到對整個中醫界產生偏見。」

比起邀中醫師上節目談不孕、流產，我可以理解對媒體來說，「孕產婦能不能吃冰」「秋冬應該如何保養」這類話題確實更能引起社會大眾的關注。但就像我對學弟說的，以中醫師的身分來談這些話題，只會被民眾認定中醫師的專長就是教大家如何煮薑湯、如何養生，真的感冒或鼻竇炎了，不會想到可以去找中醫治療。這就是我從來不肯上節目受訪的原因。

中醫眼中的坐月子

除了孕產婦能不能吃冰、能不能做什麼事情之外，另一個容易被民眾錯植在中醫身上的話題，當數「坐月子」文化。事實上，在民國之前，從來沒有任何一本中醫古籍，曾經提到「坐月子」這三個字。坐月子完全是典型的民俗文化，從漢民族活動的領域來看，不同地區擁有不同的坐月子習俗。廣東人煲鴨、北方人吃鵝肉，而閩南人的民俗則是坐月子一定要吃麻油雞酒。

眾所皆知，傳統醫學離不開酒。一如中國人造字，「醫」這個字，裡面就有「酒」。那麼，我們來看看，歷代醫家在婦科方面，尤其是產後，對於酒，是如何運用的？

從《婦人大全良方》、《婦人規》、《傅青主女科》乃至於《醫宗金鑑婦科心法》……我們找幾本指標性的經典一路查閱下來。確實，許多地方記載了有關「酒」的使用。大致上不出三個範圍：

第一，用來炮製中藥。當歸、川芎、芍藥、黃連、菟絲子……酒洗或酒炒，以助藥性；

第二，拿來煎藥。好比水一盞、酒半盞，或水酒各半入藥煎；

第三，許多散劑或丸劑，直接以黃酒送服。

歷代醫家對酒的運用，大致取其「行血散寒、助行藥勢」的特性，針對橫生逆產、胞衣不下、血瘀腹痛、類痙中風等等各種急難病症，搭配藥物使用。至於日常飲食方面，目前沒有看到任何醫家有更多的著墨。反倒是《產寶》一書，在產後調護法裡提到：「盈月食豬羊肉。亦須撙節。酒雖活血。然氣性剽悍。亦不宜多。」

這樣看來，道理就很清楚了。你若主張「產後吃麻油雞酒是老祖宗的智慧」，那麼我們就要反問，這個「老祖宗」，到底是八百年前留下傳世經典的醫家，還是八百年前的鄉民？可以肯定的是，歷代醫家用酒，在於醫療急難。至於麻油雞酒，乃至於日常料理加酒下去烹調，恐怕是數百年前的鄉民、三叔公、六嬸婆擴大解釋之後的產物。

如果經典裡找不到「麻油雞酒」的記載，那麼，用酒來烹調食物的做法，就不在傳統中醫的範疇，而是應該歸類在「民俗文化」裡面。既然是民俗文化，那就無關醫療，而是信仰的層次了。

對於信仰，你只有選擇信或是不信，沒有好或是不好的問題。

憲法保障了人民信仰的自由。如果你建議產後多吃麻油雞酒，甚至用酒來烹調所有的食物，我完全尊重。但是，信仰自由有個前提，就是不該拿你個人的信仰強迫他人接受。如果你的女兒、媳婦、妻子不喜歡吃，就不應該強迫她們吃。

孕產婦應避免碰酒

以我家來說，不分男女，都不排斥麻油雞酒的味道。基於習俗，也在產後嘴饞地吃了幾次。在此必須強調的是，科學的態度。中醫不該食古不化，而是要與時俱進。根據最新的醫學報告顯示，孕產婦最好是滴酒不沾，以免對小孩的腦部發育造成不良影響。如果是醫療上非要用酒，那無可厚非，且將此裁量權交由專業醫師來判斷。至於日常的飲食中加酒烹調，過去在不知道的情況下，吃了就吃了，不需要回頭追究。如今，既然已有證據證明會造成不良影響，我則會奉勸能避免就避免。人類的文明隨著時間一頁一頁翻新，新的發現取代舊有的認知。當然，如果日後發現，攝取酒精對於孕產婦與嬰幼兒是有好處的，我自然也是從善如流。

現代產婦重休息不重吃

當代《周產期醫學》的教科書認為，婦女大約在產後四十五天到六十天，身體才能恢復到懷孕前的狀態。古人提出產後有三急、三衝、三病的學說，傳統中醫認為，生產時亡血傷津，導致產後百脈空虛，若這段期間稍有不慎，就容易造成日後許多的困擾。

長久以來我一直強調，現代的產婦，重休息不重吃。有人坐月子期間吃了不少補品，還是身體不好；有人並沒有特別坐月子，日後卻能身體健康，神采奕奕。表面上看來，全憑運氣好壞，人人不同。實際上，重點根本不在吃什麼補品，而是能不能得到充分的休息讓身體的機能回復。

在我的觀點，產後調裡的意義有兩個。第一，產後的體能多半處於較為低落的狀況，容易衍生好比頭痛、失眠、腰痠、水腫等問題。如果不將這些問題處理好，當然不會有太好的休息品質，身體的機能也就不太容易回復；第二，很多婦女在產後經歷體質改變的階段，如果在這個時候針對過去的一些小毛病，好比呼吸道、皮膚過敏等問題進行適當的調整，有機會讓體質變得更好。

我也必須強調，產婦不是病人，如果身體沒有太大問題，好好休息就能夠回復，確實不需要看中醫或進補。反過來說，產後身體若有任何不適，建議產婦應該盡快就醫。總之，吃再好的補品，並不能解決諸如頭痛失眠的問題，如果身體有狀況，應該針對問題去解決，而不是吃一堆補品。

第六章

臨床現場不是紙上談兵

醫病間的信賴關係

我再來說說兩個故事。

第一個故事，發生在我剛開始執業的時候。九五年十二月初，一天早上來了一位小姐，她是去美國唸書的留學生。她說，自從八月到紐約之後，她的月經一直到現在都沒來，去婦產科檢查都說沒有問題。現在趁著放寒假回台灣，她想來看中醫調經。

我當時的判斷認為，留學生一到美國，為了適應新環境，壓力想必很大。紐約的氣候又比台灣冷多了，壓力狀態加上氣候因素，自然導致閉經。血液檢查內分泌都正常，她的子宮內膜沒有增生，所以月經一直不來，也是可以想像。這種狀況之下，開破血通經的藥物於事無補，應該將處方重點放在「疏肝鬱、補腎氣」，等到子宮內膜養起來，月經自然會通暢。而養內膜沒有辦法速成，於是，我按照這個原則開了三週的科學中藥粉讓她服用。

到了第四週，病患等不及了，改掛院長陳俊明醫師的門診。陳醫師看了我之前三週的處方後認為，內膜已經養了三週，時機應該成熟了，於是在我原先的用藥基礎上加了「過期飲」。果然，病患服藥兩天之後月經來潮。隔週，這位小姐在回美國之前，又特地掛了陳醫師的門診，自費拿了一個月的中藥。我猜想，病患的心裡大概會認為，還是老中醫師厲害，才吃兩天的藥月經就來了，早知道一開始就應該掛老中醫的門診，差點被那個姓杜的菜鳥給耽誤了。

第二個故事，是我在朱樺老師身邊跟診抄方第四年的見聞。一天早上，來了一個年近七十歲的婆婆。從她的穿著打扮，大概可以猜得到她從事蠻粗重的工作。婆婆進來之後，從包包裡小心翼翼地拿出一張已經折到很爛的處方說：「醫生啊，我七八年前來看過您，那個時候您開了這張處方給我，交待我說這張處方可以用來長期調養。如果腰痠背痛，就去藥房抓這副藥吃五帖，等不痛了就不用再吃。這七八年來，我每隔幾個月，真的痛到受不了就去抓這副藥來吃五天。果然，吃了就不會痛，可以維持一段日子。這七八年來，我就是靠著這張處方撐下來，真的很感謝您。今天我來，是為了別的原因……」

以上兩個故事，很微妙地說明了書本理論和臨診現場的差異。我常說，中醫師開處方，有「症狀方」、有「體質方」，就是我們說的治標或治本，但標本之間該怎麼拿捏，必須靠現場的氛圍來判斷。如果要在一張處方之中標本兼治，標本之間的用藥比例如何考量，那更是一大學問。

醫療的本質是這樣的：醫病之間的關係，至關重要。病患對醫師的信任到什麼程度？這個病患能不能配合醫囑？醫師除了針對病情開方之外，還得多方考量病患的生活條件和性情。比如病患的經濟能力，或者病患根本不喜歡吃藥，吃五天的藥就是他的極限。林林總總的情況，都會改變醫師的處方用藥。身為醫師，只能盡力考慮怎麼樣做對病患最好，隨時都要根據臨場的狀況去做變通，沒有固定的模式可以一體適用。

沒有現場沒有診斷

所以說臨床診斷的功夫，必須親臨現場才能感受那個氛圍，這些東西沒有辦法在課堂上傳授。在課堂上，一位病患有這樣那樣的症狀，醫師的診斷是什麼，為什麼這樣用藥，一路看下來，都會覺得非常合理巧妙，但臨床現場全然不是這麼一回事。醫師問診的方式不同，代表著不同的思路。好比說，病患主訴頭痛，他只會和你描述頭痛的症狀和感受。有時候醫師聽完病患的主訴，會接著問：「疼痛有沒有特定的時間或是季節？」換成另一位患者主訴頭痛，醫師可能問的是：「是不是經常覺得手腳心發熱，尤其是在夜間？」醫師詢問這些看似和頭痛完全無關的問題，背後思考的是兩個完全不同的方向。前者問的是風寒風熱頭痛，後者則是血虛頭痛。這些不言而喻的細膩之處，只有親臨現場才能感受得到。

第二部

醫無止境

第一章　今昔學醫大不同

古人學醫

大二那一年，在「金匱要略」的課堂上，何東燦教授講過一段話：

「從前的人學醫是這樣的。如果你出身鄉下地方，想要學醫，你必須到省城拜師，並且住在老師家裡和他一起生活。一般來說，學藝期限三年。第一年就是幫老師掃地、做家務、跑腿、帶小孩；到了第二年，開始當藥僮，每天早上揹著行囊陪老師上山採藥，下午回家整理藥物，清洗、炮製、加工；第三年，終於升格站上櫃台，老師坐在裡面看診，你就站在櫃台抓藥。三年的時間一到，該告別恩師了，老師會請你吃一頓飯。

「『某某啊，你來我這裡多久了啊？』

「『稟告恩師，到明天正好滿三年。』

「『嗯，時間過得可真快，轉眼就是三年了。恭喜你完成學業，這段時間辛苦你了。以後你回到鄉里，好好服務鄉親，也不枉費我的苦心栽培。』

「『稟告恩師，三年歲月轉眼而過，但我總覺得……好像沒有學到什麼功夫……』

「『怎麼能說沒有學到東西呢？我平常坐在裡面看診，你隔著簾子在外面抓藥，應該也聽了不少啊？』

「『是這樣沒錯，但弟子總覺得心裡不踏實……』

「『嗯嗯。我們每個人都是這樣走過來的。我就知道你會有這個念頭，所以，我早就幫你準備好了……』

「接著，老師彎下腰，從桌子底下抄出一本《醫方集解》說：『這本書，你帶回去好好看。所有的寶貝都在裡面了。』

「幾天之後，當你回到鄉里，鄉親鳴放鞭炮歡迎你從省城歸來，接著開始會有病患上門求醫。到底學了些什麼，只有你心裡知道。無論如何，你就是硬著頭皮接診，遇到任何問題，翻開《醫方集解》按圖索驥。」

何教授接著說道：「所以，你們來到中國醫藥學院，五年的時間浸淫，從先秦到近代，從經典到歷代醫論、方書、藥典，涉獵非常廣泛，千萬不要小看自己。學校教的不會不夠，只怕太多，你們缺的只是臨床經驗。」

默念祖師爺稱號

何教授講完了窮人子弟學醫，接著再講有錢人家學醫，他說：

「富家子弟學醫可就不同了。不用那麼辛苦，也不用浪費青春做一堆沒有意義的雜事，而是直接把老師請回家裡教。各位應該都見過馬光亞老師吧，你們知道馬老師當年怎麼學醫的嗎？

「馬老師出身湖南的大地主家庭，出生的時代科舉制度已經廢除。富家子弟整天遊手好閒的也不曉得要做什麼，馬老師的父親馬員外就說了：『雖然我們家富甲一方，但將來的時局會怎麼變化也很難說。要不，看你對什麼東西感興趣，學個一技之長說不定哪天可以派上用場。』

「馬老師說：『不妨來學醫吧，看起來挺好玩的。』於是，馬員外託人到處打聽，找了一位喉科大夫，將他延請進來住在府上。有錢人學醫不需要磨三年，而是為期一個月的速成班。第一天晚上馬員外設宴款待老師，端上一盤金元寶，讓兒子行拜師禮。第二天開始，大夫用半天的時間帶著馬老師去採藥，教他如何製作各種內服、外用藥，另外半天教學理和臨床經驗。一個月的時間到了，大夫說他已經把一生的所學傾囊相授。於是馬員外再度設宴款待老師，奉上一盤金元寶當作謝禮。

「隔日一早，喉科大夫準備告辭離開馬家庄。馬老師送大夫到了村口，說道：『感謝恩師教誨。雖然恩師已將一生所學盡數傳授，我依然忍不住想到……萬一將來我遇到問題無法解決，又該如何是好？』

「『我早就料到你一定會這樣問……』大夫說著，打開行囊拿出一包東西塞給馬老師：『將來，你若是遇到困難，打開這個錦囊，你就知道該怎麼做了。山高水長，我倆就此告別。』

「等到喉科大夫離開馬家庄，馬老師迫不及待地打開錦囊，看到裡面有一張字條寫著：『遇到困難，請默念祖師爺稱號』。」

何教授語畢，全班哄堂大笑。但我必須認真說，馬光亞老師當年拿到的錦囊妙計，其實是有深意的。這些年來，每當我遭遇到困難，百思不解的時候，我習慣靜下心來，回憶起在朱士宗、朱樺老師兩位恩師身邊學習的日子。透過這樣的儀式，往往都能突發奇想、另闢蹊徑。

第二章 漫漫學醫路

從小就是藥罐子

大概在五歲的時候，我被確診罹患急性淋巴白血病（Acute lymphoblastic leukemia，簡稱ＡＬＬ）。在那個化療藥物還沒有問世的民國七十年代，兒童罹患白血病能夠活著長大的機率大約只有百分之八。今天的情況相反，ＡＬＬ的存活率已經超過百分之九十。在沒有什麼藥物可供選擇的情況下，我的身體就像個藥罐子。好比說，雖然當時已經知道對孕婦或兒童投予四環黴素，將會對牙齒造成不可逆的色素沉澱，但因為沒有什麼選擇，任何大小毛病，已經不考慮適不適合、效果好不好，只要是能用的藥物，盡量全部用上。

雖然在我的童年，西醫不像今天有那麼精準的方法可以治療ＡＬＬ，但我對於西醫並沒有偏見，從來都是心存感激。我始終相信，自己能夠成為那百分之八的倖存者，不全然只靠運氣。如果沒有那些藥物，我可能早就死於免疫缺陷，或因為各式各樣的感染而夭折，不會活到今天。

在我的童年印象中，請病假的日子比上學的日子還多，身體一直非常虛弱，到了十八九歲，都已經成年了，還是每天病懨懨的。後來聽人家介紹，家母帶我到延平北路的「重慶堂」找楊向實老醫師治療，調理了兩年多，身體才慢慢強健起來。

我從小吃很多西藥，差不多到了青春期，大概什麼藥物都已經對我起不了作用。一有小感冒，就要拖兩三個月，才剛好轉，馬上又生病。記得剛開始找楊醫師治療沒有多久，就讓我對中藥的療效非常驚訝。原本我對中醫的印象，就像報紙分類廣告寫的「專治腎虧」，沒想到竟然有如此的神效，使我興起了想要學中醫的念頭。

直到今天，我依然很慶幸自己是個中醫師。中醫的治療模式沒有固定的套路，我每天處理各式各樣的疑難雜症，很像偵探解謎，日子過得充實而且有趣。說自己考不上醫學系固然是實情，但人生如果能夠重新選擇，我還是喜歡當中醫。

不受歡迎的搗蛋鬼

不曉得從什麼時候開始，流行一種新式的教學法，稱為PBL（Problem-Based Learning），也就是問題引導式教學。它的模式通常是將幾個學生分成小組，每個小組由一位導師帶領。導師會先丟出問題，但不直接給答案，而是讓學生充分表達意見，藉由討論激發想像力，並且在尋找解答的過程中知道自己該學習什麼，最後再由導師做總結。

我唸大學的時候，正是PBL教學法如火如荼推行的年代。見習醫師那一年，某天早上，大家在研討室坐定之後，布幕上秀出第一張投影片，寫著：

「六十二歲的林先生，早上起床突然感到一陣頭暈，下床時不慎跌坐在地上，發現左腿麻木沒有知覺。救護車將他送到中國醫藥大學附設醫院急診室，進行檢傷分類，測量體溫、血壓、脈搏等。負責詢問病史的實習醫師陳同學，首先想到《素問・至真要大論》病機十九條裡提到：『諸風掉眩皆屬於肝……』」

看完了第一頁，同學們開始進行討論。有人提到檢查舌象、脈象，有人說先試看看針灸哪幾個穴位等等。

輪到我的時候，我說：「這個不行。馬上送去切CT」。

這時候，有位王同學忍不住說道：「李威，我們大家很認真在討論事情。如果你不想上課，請你出去。」

我反駁說：「我這樣講哪裡不對？」

「我們現在在討論中醫，你扯那些有的沒的是在幹嘛？你那麼喜歡西醫，為什麼不去唸醫學系或是考後醫？」

「因為我考不上啊。」我說。

「別忘了你是個中醫。平常處處巴結西醫，永遠在講西醫有多厲害，你這樣熱臉貼人家冷屁股，難道人家就會比較看得起你？」

「和那個無關吧。都已經送來急診了，有斷層掃描那麼好的工具為什麼不用？與其在那裡猜半天，先檢查出一個結果難道沒有比較好？我只是不希望病患在我手上被耽誤治療。」

接下來的兩個多小時，隨著投影片一張一張揭露病患的資訊，頭痛、嘔吐、視力模糊、講話不流利……同學的討論越來越熱烈。而我，只是一再重複那句：「CT做了嗎？結果怎麼樣？」大家索性把我當作空氣，只差沒有把我趕出去。

到了十一點半，輪到指導老師做總結了。只見他拿出兩張影像圖，果然，是右腦栓塞性中風。其實，我一早走進研討室，看到我們小組的指導老師是附設醫院神經外科的主治醫師，心裡就隱隱約約猜到，等一下大概要玩什麼遊戲了。

在學校唸書那些年，中醫教授課堂上罵西醫、西醫老師嘲諷中醫，早就已經司空見慣了。

中皮西骨又如何

網路上可以找到好幾個由「愛好中醫的民眾」所組織的社團，社團裡偶爾聊到我這個人，都說我是「數典忘祖、中皮西骨」的偽中醫。坦白說，這樣的評價還算公允。不過，我也要藉此說明一下個人的態度。

我以為，中西醫之爭根本就不應該存在。在鴉片戰爭之前，醫就是醫，沒有中西之分。在更古老的年代，如果有個醫學技術或是藥物，從中亞、印度等地傳入中土，古時候的醫家必定欣然接納，並不會產生排斥的念頭。許多我們常用的中藥都是舶來品，原始的產地根本就不在漢民族活動的領域，即是最佳的佐證。

現在回想起來，我並不是到了見習醫師的階段才和同學格格不入。我似乎是從入學那一年，就被班上同學視為「異類」。事情是這樣開始的……

多年以來，學士後中醫系一年級的「中國醫學史」，都是由資深教授黃金子先生執掌教鞭。在我入學的那一年夏天，黃教授驟逝。眼看馬上就要開學，臨時也聘不到老師，中國醫學史這門課遂交由系主任指導，讓同學們上台分組報告。

而我們這一組被分配到的課程範圍，恰巧是「近代中醫發展史」。既然要把中醫視為終身志向，同學們大多對於傳統醫學充滿熱情。因此談到西方醫學緊跟著船堅炮利「侵門踏戶」的這段歷史，難免有幾位同學的報告內容，會帶著一種國仇家恨、百年屈辱，恨鐵不成鋼的情緒。

輪到我上台的時候，我說：「如同古老的經驗，我相信許多近代醫家，第一次接觸到西方醫學的時候，也是抱持著開放接納的態度。清末民初『中西醫匯通派』的代表人物張錫純先生，就留下了曾使用『石膏阿斯匹林湯』來退燒的紀錄。

當今的西方醫學，比起一百年前已不可同日而語。各種外科手術、抗生素、內科用藥、影像檢查、基因工程等等，現在隨便一個醫學院大二的學生，知識領域早已超越當年的醫學博士杜聰明先生。反觀當代的中醫，醫術能夠與張錫純先生相提並論的，宛如鳳毛麟角。一則以進、一則以退，如果新時代的中醫不能與時俱進，將傳統醫學送進墳墓的工作，恐怕即將在我們的手上完成。

接著，我用一句話作為總結：「以弘揚道統為始者，必以義和團為終」。唉，只怪自己的嘴巴管不住，這種大逆不道的言論，縱使有人心裡認同，恐怕也不敢公開表態支持，以致於我在往後幾年成為班上的邊緣人。

古人辨證，今人分型

嚴格來講，「辨證論治」這個詞並不是中醫的傳統，而是近現代的新發明。古人學醫，都是靠家傳。除了經典的傳授，醫案的研讀，最重要的是隨師臨診抄方，手把手教學指導。傳統中醫一直到近現代，才有學院式的教育機構。參看古人的醫案，內容記載的方式都是某某人罹患什麼病症，醫者診斷之後認為病因在哪裡，經過什麼轉歸變成眼前的狀況，應該如何處置化解等等。學院上課的模式，為了系統化教學，跨時代整理了歷代的經典醫案，依照疾病名稱分類，將治療方式表格化歸納，以方便學生記誦。這樣的做法，表面看來條理分明，卻捨棄原始探究疾病因果的風貌，最終導致學生知其然，不知其所以然。

也就是說，傳統醫學幾千年來只講「辨證」，而「論治」這兩個字，是近幾十年才被後人硬加上去的。我可以接受「辨證論治」這個說法，但如果想要聯結傳統並開創未來，我認為其精神在於「辨證求因，審因論治」，不應該像教科書上寫的，根據症狀「辨證分型」。恕我直言，不求其因，單純將病人「按照體質症狀，分門別類治療」的手法，其結果就是「生什麼病，處方用××湯」，臨床上根本解決不了任何問題。

如果我們用刑事犯罪偵查來比喻醫師臨床診斷，觀看前人所寫的醫案，就像是查閱過去的刑事檔案。某天某地發現一具中年男性的屍體，刑事偵察小組來到犯罪現場，訪談了相關人士，並且根據蛛絲馬跡展開調查，最後排除了其他的嫌犯，並且掌握關鍵證據逮捕兇手，順利偵破罪案。「辨證求因」的模式大概就像上述所記載的那樣，不論是觀看古人醫案，或是手把手教學，醫師就好比偵探，強調的是對於背景與犯罪動機的調查，緊追著線索破案。

至於現代教科書上的「辨證分型」又是怎麼一回事呢？其做法就像是，首先根據過去的紀錄，歸納出三種犯罪類型，分別是財殺、情殺、仇殺。有錢人遇害大多為財殺，交友關係複雜者多半遇到情殺，幫派分子通常都是仇殺。這樣的辦案模式，省略了蒐證與推理的過程，直接根據受害人的背景，一口咬定誰是罪犯，實在太過武斷。誰說有錢人就不會遇到仇殺？誰告訴你刑事犯罪就只分這三種類型？如果不去探究病因與轉歸，一開始就將疾病按照證型分類，然後對照既定處方一個蘿蔔一個坑治療，看似條理分明，實為糊塗醫生。

西學為體，中學為用

在學習中醫的過程中，我非常強調經典醫案的閱讀。閱讀經典，除了提供我們一個明確的方向，還可以藉由吸收前人的經驗，讓我們少走很多冤枉路。於此同時，我也反對一味崇古。一方面，以現實的觀點來說，假設著作經典的醫家有一百分的實力，就算我再怎麼皓首窮經，最多也只能吸收八十分的智慧。長久下去，肯定是一代不如一代。從漢唐以降，既然每一代的醫家都能不斷地創新突破，在我這一代也就沒有理由停滯不前，甚至走向衰退。

另一方面，現代醫學進展迅速，如果傳統中醫不能與時俱進，一進一退之下，中醫恐怕將會在我這一代走向滅亡。畢竟，當代的中醫師，已經沒有辦法任性地說：「病患同時有在西醫做治療，所以我不會看、我不要看」。時代的趨勢，讓你幾乎找不到從未接觸西醫的病患。因此，中西醫整合已經是不可能回頭的道路。

如果要說我這個人「中皮西骨」，這點我倒是承認的。我始終相信，新生代的中醫生存之道，必須要能吸納新知，甚至以現代生理病理學為基礎，追隨古人的經驗尋找解答，同時也讓傳統醫學賦予新的生命。「西學為體，中學為用」將現代醫學作為辨證基礎，用中藥來治療疾病，是我臨床多年以來一貫的態度。

我曾經在《中醫診斷學》這本教科書上讀過一句話：「西方強在物質文明，東方勝在精神文明。」在我看來，這樣的見解和魯迅筆下的阿Q無異。如果不能抱持著廣納海川的心胸，以弘揚道統為始者，必以義和團為終。一如西醫從來就不是說頭痛醫頭、腳痛醫腳，我自然也不是。

第三章 拜入朱師門庭

六年跟診

大學畢業那年夏天，我開始去朱士宗老師那裡跟診抄方。

不論在任何產業，大家應該都有個感受，學校教育只是幫你打下理論基礎，實際進入業界，才開始在前輩的帶領下邊做邊學。這樣的情況，在中醫界尤其明顯。如果各位讀者曾經翻閱中醫典籍應該知道，那些充滿意境的古文，乍看之下每個字都認得，通篇讀下來卻完全不知所云。我和所有人一樣，在校唸書的時候，就是努力記誦，通過考試，等到步入臨床才開始拜師學藝。

如果撇去學生時代的訓練不說，在我的執業生涯裡，帶領我建構臨床基礎的恩師，一共有五位。分別是朱士宗教授、其公子朱樺老師、林昭庚教授、林高士醫師，以及老東家陳俊明醫師。而這其中，我跟從最久、對我影響最鉅的，當推朱士宗、朱樺老師父子。

朱士宗教授祖籍江蘇無錫，戰後攜家遷來台灣，家傳中醫「朱氏外科」馳名海內外，自中國醫藥學院創校以來，即在學校執掌教鞭。其公子朱樺老師是中國醫藥學院中醫系第三屆的畢業生，畢業後先在榮民總醫院完成內科住院醫師訓練，接著留學美國取得病理學博士學位。根據朱士宗教授的說法，朱樺老師原本想要走西醫，但在留學美國的時候發現，現代醫學對於很多疾病知之甚詳，卻沒有藥物可以治療。反觀許多現代醫學無解的疑難雜症，朱樺老師自幼在家早已司空見慣，因此決定學成之後回來台灣繼承家業。

民國九十五年，在我畢業考完國家考試之後沒過幾天，我提著一籃水果去朱樺老師的診所拜訪，厚著臉皮提出想要拜師跟診的念頭，朱樺老師毫不猶豫地應允，往後六年，我利用每個星期一的空檔，坐在朱樺老師身邊，一面觀察朱師臨診，並且不時向朱師請益。那些年，朱士宗教授多半住在溫哥華，只有每年冬天才會回來台灣，因此，大多數的時間，我都是接受朱樺老師的指導。受到朱樺老師的影響，我也習慣先從現代醫學的角度切入問題，再回頭用傳統中醫的模式開處方。

耐心加上時間

幾年前，我曾聽一位學長說過：「朱士宗、朱樺根本不怎麼樣，病患只是吃醫生的名氣。我看他們的處方，開來開去就那幾味藥，會有效才有鬼。」面對這樣的批評，我多半面帶微笑，不想多做解釋。如果你只是偶然看過朱師的處方，學生時代蘸醬油式地跟過幾次診，觀察到的現象確實是如此。

但如果像我一樣，坐在朱師身邊觀察一段時日，一定不免感到懷疑，為什麼看似平淡無奇的幾味常用藥，可以讓昏迷的病患轉醒？為什麼皮膚爛成那樣，才吃一個月的藥全部都長好？甲狀腺亢進病史長達五年始終控制不良，為什麼一張處方吃三個月就可以痊癒？種種細膩的學問，只有透過長期的觀察與實踐，才能體會箇中的巧妙。

要如何從跟診當中學習？說穿了沒有什麼大道理，就是耐心加上時間。回憶過去跟診的情境，起先我只是傻傻地坐在旁邊記錄病患的情況，抄寫處方。慢慢地，我開始臨摹朱師的手法運用在病患身上，不時拿自己開的處方向朱師請益，檢討錯誤並從中學習。剛開始，我就像無頭蒼蠅一樣，既問不出什麼好題目，朱師也不知道該從何指導。慢慢累積足夠的臨床經驗之後，朱師開始提醒我臨床上容易犯的錯誤。到了第四年，有了一定的基礎，朱師經常一想起什麼，就主動開口和我講話，從此進入另一個層次。

從師重於從經

朱士宗老師曾經和我說過：「學醫不外兩條原則——從經，或是從師。經典當然一定要唸。但如果遇到困惑難解之處，老師的見解就很重要了。從師遠重於從經。」中醫雖然有共同的術語和規範，但臨床遣方用藥，則依照每位醫師體悟不同、個性不同、習慣不同，開出來的處方各異其趣。

在我們業界裡有個說法：每一位醫師都有自己的一套中醫。那些年，我經常拿著朱老醫師的處方，針對不懂的地方去請教朱樺老師。朱樺老師常常看了一眼說：「喔。我爸爸說，這個藥有這樣那樣的作用。嘿嘿，但我不這麼認為……」

近代上海名醫陳存仁先生有這麼一段軼事。某天，有一位病患指著陳大夫所開的處方請教：「熟地是什麼作用？」陳大夫回答：「補氣。」病患很疑惑地問：「書上不都說熟地是補腎藥嗎？」陳大夫答：「看怎麼用。我用之，則補氣。」

後來，陳存仁先生因故休診半年，請丁濟民醫師幫他代診。某次，丁先生開完處方後，那位病患又問了丁先生同樣的問題。丁大夫回答：「熟地用來補腎。」病患就更疑惑了，追問道：「可是，之前陳醫師說，熟地用來補氣。」丁先生笑說：「我用之，則補腎。」

如果按照我的體會，熟地這味藥物，可以用來補氣、補血、補腎陽、滋腎陰，看怎麼搭配，巧妙各有不同。剛離開學校頭幾年，我追隨朱師父子的腳步建構自己的臨床基礎。但離開師門越久，一方面記憶越來越模糊，再者，這些年來我又參照了其他各家學說，加上自己的臨床經驗，累積的東西越來越多。如果你問我朱師會怎麼看？我其實沒有十足的把握可以代替朱師回答。

因此，在我的認知裡，世上根本不存在「某某真傳」這回事。從我離開師門至今，算來已有八九年了。有些地方我體會到自己和朱師之間越來越靠近，另外有一些，則是越來越遠。記得有一次，我拿著自己開的處方請教朱樺老師。我當時問道：「老師，您會不會覺得我的藥開得太重了？」朱樺老師笑著說：「等你到了我現在的資歷，處方自然會日趨保守。我看你用藥的風格大刀闊斧，這沒什麼不對。你現在還年輕，若是想要揚名立萬，不拚不行。」走過臨床這些年，我只能說，我始終用盡我的氣力在追趕恩師，生怕有個什麼閃失。光是要做到不辱師門，已是難如登天，其他不敢多想。

醫者意也

電影《一代宗師》裡，宮二小姐說了一段話：「我是從小看著我父親跟人交手長大的，在我爹身上，我看到的不是招，是意。」中醫師的養成之路也是一樣的道理。古語有云「醫者意也」，與其說傳統中醫是經驗醫學，更多的成分，其實是一門藝術。

曹丕在《典論論文》裡提到：「文以氣為主，氣之清濁有體，不可力強而致。譬諸音樂，曲度雖均，節奏同檢，至於引氣不齊，巧拙有素，雖在父兄，不能以移子弟。」

這一段話，如果拿來描述中醫的傳承與學習，我認為非常傳神貼切。畢竟，同一套理論實踐下來，根據每一個人不同的特質，最終還是展現不同的風貌。「雖在父兄，不能以移子弟」的道理就是在此。中醫界就好比武林，各門各派有其特色，並沒有哪門哪派可以獨占鰲頭，至於功夫高下，就看你能夠練到什麼境界。不要聽人家說什麼好就一窩蜂想學什麼，找尋和自己性格相近的門派來學習，肯定是比較有機會能夠學出頭。

第四章 塞翁失馬焉知非福

山窮水盡疑無路

我這個人有個怪癖，我不喜歡上台演講，謝絕一切的邀約，既不接受採訪，也打死不上電視廣播。我常常和朋友開玩笑說，我生平最大的願望是可以當個無名小卒，在沒有人關注的情況下平靜過日子。不過在過去的歲月裡，有些時候我還是必須硬著頭皮上台講話，但我一直盡力避免留下公開紀錄。這一切，都是有原因的。

民國九十五年，我從中國醫藥大學畢業。那一年，臺北市立聯合醫院準備招收五個住院醫師，我也去參加應考。當天總共有八個人應試，包含我在內有六個人前一年是在市立醫院的體系實習，另外兩位考生，一個在中國醫藥大學附設醫院實習，另一個是在長庚醫院實習。依照業界慣例，住院醫師多半優先錄取前一年在院內實習的醫師，也就是自己的子弟兵。所以說這次招考，暗示了六搶五的局面。

考試當天，我特別穿了一套羊毛西裝，搭配絲質襯衫、亞曼尼領帶，行禮如儀地完成筆試和口試。過了一個多月，一天早上九點剛過，我接到學弟的電話，他當時正在市立醫院實習。

「學長學長，放榜了。」

「啊，結果怎麼樣？」

「學長，大事不妙，你沒上榜。榜單今天早上貼出來，公告全院。網路上也可以查得到。」

我連忙打開電腦上網查詢，看到了榜單。

公告。公文字號……

臺北市立聯合醫院九十五年度中醫部住院醫師錄取名單

○○○、○○○、○○○、○○○、○○○

正取以上五員

×××、×××

備取以上二員

中華民國九十五年〇〇月××日

整張榜單看下來，正取五名，就是前一年在市立醫院實習的五位同學；備取兩名，就是另外兩位外院實習的同學。八人應考，榜單七人，單獨漏掉我的名字。看到這份榜單，我的心情跌到谷底。我是這麼想的——你可以列出你打算錄取誰，沒人規定你要將備取名單列出來。既然要列備取名單，如果我這個人真的那麼差，不堪用，你大可以把我放在備取第三名。刻意在榜單上增錄兩名外院實習的醫師當作備取，卻獨漏我的名字，很明顯地是想要昭告天下，杜某某被該醫院列為「永不錄用」的黑名單。

捫心自問，我在市立醫院實習的時候並沒有表現不佳，也從來沒有出過任何狀況，或是頂撞上司。幾年以後，有一位學弟和我說，他實習的時候，主任曾經對所有的實習醫師提過：「你們有個學長叫杜李威，他是我看過最認真、最優秀的實習醫師」。所以，我不由得好奇，當年市立醫院招考住院醫師用的是什麼標準？為什麼穿T恤、穿短褲、穿拖鞋來應徵的考生都上榜了，我杜某人卻被視為眼中釘？當初到底發生了什麼事，多年以來始終是個謎團。

峯迴路轉，閉門練功

從放榜那一天開始，我除了每個星期一固定到朱老師的診所跟診，整整兩個多月，我就躲在家裡閉門思過。我猜想，自己大概是成了那一年院長寶座爭奪戰，政治鬥爭下的犧牲者。這是我能想到唯一合理的解釋。

我不能如願進入臺北市立聯合醫院服務，這場考試的結果影響了我後半輩子的人生態度。

過了一段時日，我漸漸有個想法。大家武俠小說看多了，多半認為少林寺方丈一定武功蓋世。事實上，一個人之所以能夠成為少林寺方丈，恐怕是因為他的政治能力，和武功高低完全無關。我發現自己的個性並不適合從政，恐怕很難適應大醫院的生態。今後的歲月，我只想將心力放在臨床技巧的磨練，只要對病患、對自己負責就好。從此，我都交西醫朋友，不再和中醫界應酬，也盡量遠離政治。教授頭銜、院長寶座、出任公職、電視名嘴、開班授課……這些事情從此不在我的人生規畫當中。

九十五年十一月二十日早上十點剛過，我接到恩師林昭庚教授的電話，他說：「杜醫師，我的好朋友陳俊明醫師說他可以聘一位醫師幫他的忙。你去他的診所看看，如果喜歡你就留下來，不喜歡的話也無妨，我再幫你找找。你現在可以打電話給他……」

我大喜過望，一再謝謝林昭庚教授。這一通電話，從此改變我的人生。接下來六年半的歲月，我就在老東家「陳俊明中醫師診所」服務。陳醫師當時是中醫師公會全國聯合會監事長，在業界有很高的名望。當我的人生到達谷底時，恩師林教授給我的不是一塊浮木，而是所有人夢寐以求的執業環境。在朱老師的指導，加上陳醫師的協助之下，我在那幾年迅速累積自己的臨床經驗。五六年間，我斷絕所有的交際，閉門練功。

生平第一個病患

九十五年十二月五日星期二，是我拿到中醫師執照後第一天「坐堂」看診的日子。那一天早上，我只看了兩位病患。第二位是診所的老病號，固定給那幾種藥，比較沒有挑戰性。

而我人生的第一位病患，帶給我相當大的啟發，讓我永生難忘。早上九點半剛過，一位三十多歲的先生走進診所，主訴是氣喘。他和我說：「今年入秋以來，我就喘得很厲害。昨天半夜，吸了三次類固醇還壓不住。」

當我聽到氣喘病患吸類固醇壓不住的時候，第一個直覺，就是使用方法錯誤。或許他只是把類固醇噴在喉嚨，沒有真的吸進去。我請他示範看看他怎麼用藥，卻發現他使用「胖胖魚」的方法是正確的，他確實有將類固醇吸進去。

詳細詢問病史之後，我給了「腎不納氣」的診斷。傳統中醫有句話說「呼出心與肺，吸入腎與肝」，吸氣的時候，氣要長，要能入丹田。如果用現代生理學來解釋，腎不納氣除了支氣管收縮吸不到氣以外，也包含橫膈膜等呼吸輔助肌肉群無力。我和病患解釋完我的判斷之後，心裡想，像他這樣的氣喘積重狀態，如果我只開科學中藥給他，療效恐怕非常有限。病患已經那麼不舒服了，下個禮拜回診的時候，我難道要呼嚨他，告訴他「吃中藥就是要有耐心、要慢慢調」嗎？想到現在才十二月初，接下來的日子恐怕越來越冷，他的病情也會愈加嚴重。就算他再怎麼有信心，最多來看個四次，從此以後不要說不願意回診，這輩子恐怕再也不看中醫了。

於是，我開了水煎藥給他。處方用定喘湯為基底，加一堆補腎藥，每一帖藥還加了半只蛤蚧，櫃台總共收了病患二千四百五十元。近二十年來，中藥市場的漲幅與台北市的房價差不多，雖然說蛤蚧的價格始終居高不下，但在十五年前，這種收費簡直令人咋舌。接近中午的時候，陳醫師在圓山俱樂部打完球，他擔心新聘的醫師第一天上班，不曉得會不會有什麼狀況，就繞過來診所關心一下。

求好心切下重手

陳醫師一進診所，看到櫃檯的老師傅正在抓藥，愣了一下，脫口問道：「杜醫師開了什麼藥？」

老師傅搖頭苦笑說：「誰知道，唉，我也不會講。」他大概是覺得處方開得很雜，不曉得該怎麼評斷。

陳醫師立刻把我叫過去，苦口婆心規勸一番：「你才出道第一天，不要看到病患上門就自費藥給他剁下去。你應該從健保藥開始，慢慢熟練自己的醫術。不要做這種殺雞取卵的事情……」

陳醫師說的是對的。經歷了市立醫院應徵的挫折之後，我自知出來跑江湖，療效才是王道，為了討生活，只有使盡渾身解數和它拚了，但我確實是太心急了。

那天晚上，回想起早上的情況，越想越不對勁，怎麼樣也睡不著。到了半夜一點四十分，實在是忍不住了，起床打電話給我的啟蒙恩師林高士主任。我大三的時候在三軍總醫院見習，林醫師時任中醫科主任，同時也是朱士宗教授的大弟子，我會拜入朱家門庭，也是受到林醫師的影響。結果，一次把兩個人挖起來，師母先起床接電話，然後才是林高士老師。

我將早上遇到的情況，以及我開了什麼處方，一口氣向老師報告。「我這樣開藥是不是太重了？病患會不會被我害死啊？」我問。

電話另一頭，林老師似乎不好打擊我的士氣，含糊地說：「是有開得比較重啦，不過，也還好。」

我還是擔心，「老師，我沒有問病患，不曉得他是不是獨居。萬一他快死了，照您的判斷，他來不來得及打電話叫救護車？」

林老師安慰我：「你也不用擔心太多，我想應該是沒事。」

但我心裡還是忐忑不安，開始胡言亂語沒完沒了：「老師老師，萬一我被抓去關，您一定要來看我。監獄的伙食很爛，我喜歡吃紅燒蹄膀，您要記得……」

接下來的半個多小時，林老師一直陪我鬼打牆，試圖講各種話來安慰我。掛掉電話之後，我向上帝禱告，如果讓我僥倖逃過今天的劫難，從今以後一定收手收腳，安安分分地過日子，不再輕易涉險。

隨著日子一天一天過去，那位病患一直沒有回診，我也逐漸淡忘這件事了。當然，往後的日子裡，江山易改本性難移，我還是經常涉險，每次都忍不住下重手，然後每天睡前禱告講一樣的話。

過了半年，有一天，那位先生又出現在我的門診。我一看到他，連忙問起半年前的事情。他說：「那天我回去之後，吃了一天的藥，覺得胸口非常悶、一直覺得有一股氣血在翻騰。很噁心、很想吐，又吐不出來。沒想到兩個多小時之後，突然間豁然開朗，我發現自己吸得到氣了。後來，我把一個禮拜的藥吃完，覺得我的氣喘症狀減輕許多。現在使用類固醇的劑量，大概只有以前的三分之一。我過幾天要被公司派駐去上海，想說來跟你多拿一些藥。」

聽完病患的說法，我明白了。我前一次的處方，在止咳定喘的基礎下，開了一堆補腎藥。但我的處方少了「交通心腎」的藥物，所以病患吃了之後才會覺得胸悶。好在，他靠自己的本能，將心腎之間的連結打開，才有後來的一番景象。有了前面的經驗，我減少原先處方的補腎藥，加了兩味交通心腎的藥物，再開三十帖藥讓他帶去上海。

病情瞬息萬變

關於「腎不納氣」的診斷，還有另一個故事。發生在七年後，也就是我出來開業的第一個月。一天，一位年約六十多歲的婦人，在女兒的陪伴下來找我看氣喘。那個時候，我已經累積了相當的經驗，診斷完，一樣是開了一個禮拜的藥給病患。沒想到，服藥到了第二天，病患感冒了。如同前面說的，腎不納氣的治療法則，是藉由調補心腎來增強呼吸輔助肌肉群的功能。這樣的治療方式有個前提，服用補腎藥，必須在沒有急性感染的狀況下進行。急性感染者不能吃補藥，一旦吃了補藥，會同時補到細菌病毒，反而讓症狀變得更加嚴重。

病患當時感冒的病勢很急，鼻涕和痰變得很濃稠，吃了補藥完全排不出來，身體非常不舒服。病患的女兒在網路上留言給我，問我該怎麼辦才好。但她留言的地方，是我診所電腦系統商的介面，不歸我管理，我也看不到留言。病家在焦急之下得不到回應，於是直接在網路上給我負評。等我輾轉知道這件事情的時候，再怎麼解釋也已經來不及了。我趕緊聯絡病家回來，除了全額退還醫療費之外，只能恭恭敬敬地向病家賠罪。醫病之間的互動是這樣的，如果服藥的過程出現任何問題，我希望病患可以打電話來診所詢問，效率會比上網留言來得更快，也不會耽誤病情。

黃金歲月收獲多

如前所述，國考放榜後，我在林昭庚教授的引薦下，進入「陳俊明中醫師診所」執業。陳醫師是醫界泰斗，德高望重，當時經常有重症病患的家屬邀請他到加護病房協助治療。

我執業的頭三年，陳醫師的診所裡就只有他和我兩位醫師。由於各方出診的邀約不斷，陳醫師實在分身乏術。因此，如果不是經由特定人士介紹，純粹慕名而來的出診請託，陳醫師多半會指派我過去幫忙。

還記得我第一次出診，是在星期三。結束下午門診之後，我去新光醫院看一位腦中風的病患，再趕回來接夜間門診。晚上診所打烊之前，陳醫師問我：「你剛剛那一趟怎麼收？」

「我沒收錢耶……」我回答。

陳醫師很驚訝地問：「你連飯都沒吃，坐計程車趕過去又趕回來。為什麼不跟病家收錢？」

我照實回答：「一到病房，家屬見到我非常感激。對我說：『醫生，謝謝您，辛苦您專程跑這一趟來。您剛剛怎麼來的？坐捷運嗎？』我聽到家屬這樣說，心裡想，新光醫院距離士林捷運站有一段路，走路的話得要十到十五分鐘。家屬會問我是不是坐捷運來的，代表這是他們的生活經驗。說真的，我實在不曉得要怎麼收費。就算我開口說要收一千塊，恐怕那已經超過家屬一天的所得了。」

其實根本不用在乎收費多寡的問題，現在回想起來，在老東家執業的那幾年真是幸福的歲月。雖然我很年輕，知道的東西有限，但去到大醫院會診，只要硬著頭皮請教西醫前輩，他們都很願意教學。這個疾病的機轉是什麼？病患目前處在什麼狀況？這些檢查數據背後的意義是什麼？如果繼續惡化下去會怎麼樣？當我從主治醫師那裡獲得相關資訊之後，就可以回過頭來用中醫理論來分析病情。

如果我先讓病患退燒，再降他的腦壓，接著讓他的肺積水消退，至於肝脾腫大的部分，我試看看可以處理到哪裡，給我一個禮拜的時間來提升他的白血球和血小板數值……經過這些處理，能為後續照顧帶來多少幫助等等。我當時就是這樣開啟了和西醫的合作關係，建立人脈。直到今天我在禾馨醫療集團服務，始終受到各方的照顧，都是建立在當年的基礎之上，這也是我此生最大的幸運。

受惠於陳醫師的名望，讓我可以接觸到許多危急重症病患。陳醫師除了是醫界大老，同時也是迪化街知名的中藥盤商，診所裡擁有強大的傳統藥房可以支援我用藥。而朱樺老師除了擁有家傳醫術，同時也是留美病理學博士。臨床上遇到任何問題，陳醫師、朱老師都會細心指導我。

古人說，以病患為師，對我而言真的是如此。那些年我到西醫會診，病患的狀況雖然凶險，好在病房的主治醫師願意教學，還有陳醫師診所的藥房作為後盾，再加上朱老師的臨床指導，種種天時地利人和之下，讓我在幾年之內迅速累積不少臨床經驗。

第三部

一脈相承

第一章　醫家風範

無派之大派

打從中國醫藥學院創校以來，「中醫外科學」就由朱士宗教授執掌教鞭。包括我在內，所有中國醫藥學院養成的中醫師，都是朱教授的學生。眾所周知，朱氏外科是近代中醫一大顯學，在中醫界裡被歸為「上海派」。朱教授春風化雨近半個世紀，可謂桃李滿天下。當前坊間精於皮膚外科的中醫同道，言必稱頌朱教授，正反映了朱氏外科在醫界的聲望。

考證中醫流派淵源，「上海派」的形成，是中國醫學史上一個獨特的現象。上海自古作為鹽、米、棉花等漕運的中繼站，建城的歷史，最早在南宋咸淳三年（一二七六年）。清道光二十二年（一八四二年）南京條約簽訂後，上海作為中國對外開放的門戶，社會經濟快速變遷，逐漸孕育出海納百川、相容並蓄，兼之與時俱進、求新求變的多元文化。這種風氣，不僅展現在藝術文化與風俗人情，同時在醫藥技術等方面，也造成深遠的影響。

「海派中醫」作為近代新興的城市醫派，既融合了大江南北不同學派的醫家，同時積極採納西學，因而呈現名醫薈萃、流派紛紜、學術爭鳴、中西匯通等特徵，孕育出大量的名醫名著、不同流派的醫療實踐、形式多樣的報刊雜誌、多種模式的中醫教育，進而建立具有現代雛形的醫療機構，以及繁榮興盛的中醫社團等等，具有豐富面貌。正因如此，「海派中醫」又被公認為「無派之大派」。

醫者的形象

無論是從歷史資料或戲劇，傳統中醫帶給人們的印象都是師徒相攜的場景。中醫既然是經驗醫學，隨師臨證更是延續傳承不可或缺的部分。跟診抄方不但可以增進臨床經驗，更重要的，是從老師的食衣住行、言行舉止當中，感受醫家的風範。

有人說，老一輩的上海醫家，就像是畫裡走出來的人物。醫者的形象，可以用四句話來概括「一手好字、二唱雙簧、三指按脈、四季衣裳」。一手好字，不論用毛筆或是鋼筆，老一輩的醫家寫出來的處方就像一幅書法名作；二唱雙簧，指的是能夠解說病情、撫慰人心；三指按脈，應該不需要多做解釋；四季衣裳，說的是醫家的行頭裝扮。

在我的印象當中，朱士宗、朱樺老師的穿著非常體面，永遠給人一種不急不徐的印象。相較之下，我這幾年胖到一個不像話，上班的時候衣服都隨便亂穿。雖然直到今天我依舊維持老一派醫師手寫處方的習慣，但即使握著HAKASE手工鋼筆，我的字實在難登大雅之堂。

說到吃，朱師很懂得吃，也對吃非常講究。從前，若是有機會和朱師一起用餐，我最喜歡聽朱師講解飲食。俗話說，你怎麼吃就怎麼活。懂吃，不是說什麼食材越貴越好，那只是土豪的層次。如果把食材當成藥材來看待，該如何細膩的處理食材，就和如何調控藥材的搭配與劑量是一樣的道理。可以說，海派中醫的用藥心法，就是隱藏在對於食物的認知裡面。懂得吃，才能懂得海派中醫的處方精髓。

記得大概十年前，有一次，朱樺老師應邀到某個縣市的中醫師公會講解「海派水藥處方風格」。當時，朱師三個小時的演講內容，幾乎都在談「吃」。與會的中醫同道或許對那場演講感到茫然，大家原本預期可以從演講中聽到什麼臨床秘訣，結果大失所望。我個人只是覺得可惜，畢竟大家對於上海派的處方用藥沒有涉獵，以致無法吸收朱師演講的內涵。

當前的電視有個現象，中醫師上節目都在和民眾談吃，介紹吃什麼補、什麼季節該怎麼食補。我個人認為，方向似乎顛倒了。飲食其實是很高深的學問，只能在具有一定基礎的中醫同道之間分享。面對社會大眾，中醫師上節目的重點，或許還是應該放在講解醫理上面。

第二章 醫不叩門

話說，有一天晚上我回家探望父母。那天我到家時已經有點晚了，一進門，就看到久未謀面的E阿姨在客廳和家母聊天。我打過招呼之後，就自顧自地去洗手吃飯。

飯後，家母對我說：「啊，阿威，你回來得正好。你來幫E阿姨把個脈，順便開處方幫她調理一下身體。」

E阿姨人很客氣，連忙說：「啊，免啦，免啦。」

家母一直對我使眼色，一面說：「要啦，要啦，E阿姨難得來我們家，遇到你剛好回來，來來來，你過來坐這邊，幫E阿姨看看。」

於是，我和E阿姨說：「如果您有什麼需要我幫忙的地方，可以抽個空來我診所一趟。您難得來我們家，你們慢慢聊。我先回去看看小孩的功課。」說完之後，我就藉故離開了。

第二天中午，家母打電話來診所給我，生氣地說：「你昨天真的很沒有禮貌，人家E阿姨難得來我們家，想說讓你幫她把個脈、調理一下身體。結果你那是什麼態度？你真的讓我覺得很沒面子。」

聽完家母的抱怨，我只淡淡地說了一句：「醫不叩門，這是古訓。」「聽你在講那些亂七八糟的東西，E阿姨又不是什麼外人，你啊，真是一點都不會做人。」

我完全理解家母的感受，也耐心聽完抱怨，但終歸還是那句老話——「醫不叩門」。等家母把話都說完之後，我明確地表示我都聽到了，然後掛上電話。

尊重專業的堅持

「醫不叩門」，這是什麼道理呢？其實，我以前的個性很瀟灑，不像現在那麼難以近人。從前我在外面應酬，親朋好友有什麼疑難雜症，我向來很願意提供意見。有時候一頓飯吃完，旁邊找個安靜的角落，信手拈來寫張處方，也是司空見慣。

幾年之後我卻發現，當彼此下一次再見面的時候，我詢問上次開的處方，服藥之後反應如何，得到的回應往往是「上次真的很感謝你。我一直抽不出時間去藥房抓藥，後來就沒有吃……」不然就是「有有有。我上次遵照你的指示去抓了幾帖藥，現在好多了……」好多了？然後呢？沒有然後了。我們的交談就在杯觥交錯之間，嘻嘻哈哈地度過了。

類似這樣的情況，幾乎成了常態。於是，後來我做了一個改變。只要離開診所，我盡量避免提到任何醫療相關的話題，也不做醫療諮詢。如果時間上可以配合，我寧願等飯局結束之後，多坐一趟車，將親友帶來我的診所。要談病情、要開處方，等回到診所再說。

會做出這樣的決定，並不是我有意擺架子。相反地，這樣的做法，完完全全是基於對病患的尊重、對疾病的重視。我看診向來謹慎，如果親友真的需要我的幫忙，相信他們不會吝惜這趟時間與車程。

我們都知道，講話要看場合，應酬的場合並不適合處理私密的事情。在應酬的場合談論病疾，純粹只是閒話家常，病家只想訴苦，並不是真的當一回事。我比較擔心的是，萬一遇到刻不容緩的情況，醫者在應酬場合所提供的建議，往往容易讓病家產生錯覺輕忽，反倒延誤病情。

另外一次的經驗是這樣的：有一次我在教會做禮拜。牧師宣講完畢，教會執事拿出當週的信息，翻開最後一頁，帶著大家幫幾位教友禱告。其中，我們幫一位姊妹代禱，希望藉由主上的恩典讓她的耳疾能夠痊癒，早日康復。

從信息裡，我發現這位姊妹遇到的問題有解方，我曾經處理過幾個類似案例，結果也都還不錯。散會的時候，我趕緊去找牧師娘，希望透過牧師娘的引薦，試著幫幫這位姊妹。事後回想，這樣的行為太過唐突，並未考慮到這位姊妹對中醫了解與否。在信任不足的情況下，最終還是沒有機會讓她接受我的建議。

有了以上這些經驗，這些年來，我偶然看到或是聽聞親戚朋友身體出了什麼狀況，已不敢多問。不是我冷漠，也不是我對自己的能力沒有信心。這樣的態度，一來是基於對疾病的謹慎，更重要的是，醫病關係必須建立在一定程度的信任之上。考慮到對病家的尊重，「醫不叩門」的原則，必須堅持貫徹。

保持崇敬之心

「醫不叩門」的堅持，也是對醫業的尊重。我每天走進診間，坐定椅子之後，一定先閉目沉思，調整好自己的心境才開始看診。我對自己的診桌，始終抱持著崇敬之意，也相信唯有這樣的態度，才能做好自己的工作。如果您曾經找我看過診，應該有個印象，我的診間就像小型的圖書館，即使再怎麼熟的狀況，我下處方之前還是習慣翻書再次確認。因此，任何醫療問題，來到診間處理才能確保周全，這也是「醫不叩門」的引申內涵。

第三章　道不輕傳

可遇不可求

中醫界有「道不輕傳」的說法。「道不輕傳」這句話有好幾個解釋。最常聽到的一種說法，為師者要慎選門人，一定要是品格端正、秉性善良的徒弟，堪能領受傳承；另一種說法是指，用來討生活的技能得來不易，不能輕易地傳授給別人。所以我們會聽到像是傳男不傳女，或是師父刻意留一手等等，很像是諜對諜的故事。在我看來，道不輕傳還有第三個解釋，一門技藝能否傳承下來，講的是機緣，可遇而不可求。

我們都知道，學習任何一門技藝，都是很講天賦與悟性的。我認識一位台大名醫曾經告訴我，她從小就很會讀書考試，進國中時，她突然發現數學變得很難，怎麼樣都學不會。到了國一下學期，數學總是考不及格，只好去補習班報名。沒想到她只補了一個學期，突然間就開竅了。後來，一路唸到台大，再也沒有補過習了。這位醫界的前輩和我說：「悟性這種東西，不能單純用有、或是沒有來劃分。有時候你在學習上遇到障礙，換個人來教、換個方法教，結局就會不一樣。」

誠哉斯言。大家或許會認為，與其說中醫是醫學，某種程度上，更像是一門藝術。很多人覺得自己學很久一直學不起來，於是開始怨懟老師是不是留一手。學中醫這件事，在我的經驗裡，問題根本不在老師有沒有保留、肯不肯教，關鍵在你和老師之間的調性合不合拍。

記得有一次，我聽一位外科醫師說：「開刀這種事情很講天分。聰明的學生只要稍微點一下，看我做一次，自己就會做了。教到笨的學生就很頭痛了，為了讓他看懂，我越是分解動作，反而讓他誤解越多。」我心裡想，都能考上醫學系了，會有笨的人嗎？學不會、教不懂，我只能說你們兩個人調性不同。

不只好老師難覓，好學生也是難求。「道不輕傳」這句話，讓我體驗最深刻的含義就是，要想將中醫的知識經驗傳承下去，需要的是天時地利人和，萬般皆是命，半點不由人。

拜師收徒都要慎重

我年輕的時候，曾經聽聞學長姐花大筆金錢拜師學藝。有時候聽到某位大師開班授課，一期十堂課收費一二十萬，也聽過有人花三五百萬拜師成為入室弟子。

我這一身的功夫都是朱老師父子給我的，坦白說，除了逢年過節送一籃水果，我從來沒有花過錢供養恩師。朱師父子多年來廣開門庭，任何人想來學習都歡迎。因此只要你屁股要坐得住，用心觀察醫病之間的互動，將看到的東西拿回去實際應用，從臨床累積經驗，一定都能得到很大的收穫。

為什麼我自始至終不願意上台授課？學歷不夠、條件不符是原因之一。除此之外，我自認沒什麼本事，收不起學費。還有一個最主要的理由，我這一派的學問很雜，並沒有一個標準化的流程，或是什麼好用的祕方。一切的道理並不適合拿到講台上教學，而是必須來到門診現場感受那個氛圍。

從前我當人家的弟子，是受到朱師的恩惠，後來我自己也收徒弟。不過，若有人想要來拜師跟診，我只收兩種徒弟。第一種，是我主動詢問：「你想跟我學東西嗎？如果想的話，明天你帶一瓶威士忌過來當拜師禮，以後你就坐在我旁邊看我怎麼應對病患。」第二種情況，有鑑於我這輩子受過許多人的恩惠，如果帶著恩人的介紹信過來，我一定傾囊相授。

幾年前有一次，有個據說是我爸爸的同學，介紹他的子侄輩來找我，希望我能指導一下年輕人。見面的時候，我對那位學妹說：「我有接到妳大伯的電話，說妳想來我這裡跟診。我這個人有個觀念，如果我收妳為徒，我就必須為妳的人生負責。老實說，我並不認識妳大伯，上一代雖有同窗情誼，但真的很抱歉，我們兩家的交情還沒有到那裡。話說回來，妳是中國醫藥大學畢業，是我的學妹。我想請妳吃頓飯，我們聊一下，看妳想知道什麼都可以問我。」

約法三章

或許有人認為，現代人的師徒觀念很薄弱，我卻不這麼認為。我很看重師徒情誼，一旦收了人家，我就必須為他的人生負責。回過頭來想，我雖然自詡為朱家的弟子，但我知道朱師向來對於學生一視同仁。當我厚顏無恥地自稱門人，真不曉得在朱師的心裡，認不認我這個弟子？坦白說，我每天戰戰兢兢的，生怕自己哪裡沒有做好，讓朱師的聲名蒙塵。

相較朱師父子一世的英名，我個人顯得黯然失色，總認為自己的言行不配當人家的弟子。輪到我自己，表面上講收徒弟，其實我也沒有自信能夠當人家的師父。所以，每個來我這裡跟診的學弟妹，我都和他們約法三章。

第一，不可以和護理師亂搞，不可以與病患有感情糾葛；

第二，不論人前人後，只能稱呼我學長，不可以叫我老師；

第三，對外絕對守口如瓶，不可以讓任何人知道我們的關係。

第一條規矩，是讓一個人專注醫術的明哲保身之道；第二條規矩，我希望師徒之間就像朋友一樣，假使我能夠帶給人家什麼好的影響，放在心裡就好；第三條規矩，在我的觀念裡，人生就只要對病患、對自己負責就好，不需要爭什麼名銜，也無須拉幫結派。

曾經有個在我身邊跟診的學妹去一家診所應徵工作，當她和院長聊到最後，院長問她：「我發現妳的 sense 蠻好的。妳學的是哪一派？妳有跟過誰的診？」

學妹始終三緘其口，堅稱自己都是看書學習。

院長不相信，再三追問：「說啦。妳一定有跟誰學過，講一下有什麼關係。」

經不起院長的再三拷問，學妹忍不住說了：「我在杜李威醫師那裡跟過幾次診。」

院長被一口茶嗆到：「什麼？杜李威？他也有資格教人!?」

學妹講到這裡，非常憤恨不平：「學長，那個女人這樣講，也未免太過分了吧！」

我聽到這裡哈哈大笑，和她說：「來，複習一下。妳第一天來我這裡，我們的約法三章是怎麼說的？我早就告誡過妳要守口如瓶，那都是為了要保護妳。我自己不會覺得被冒犯，只是看妳被洗臉，實在忍不住想笑。我開的處方，不解釋的話，那些只會背湯頭歌訣、開科學藥粉的中醫誰看得懂？病患就只有醫得好和醫不好。妳能把病患看好就是了，誰管妳是哪一門哪一派。」

第四章

官僚與學僚

喝喜酒講地位

這幾年，經常有學弟妹問我有關生涯規劃的問題。我自己過往的經驗，幾乎只有守在小診所裡關注臨床工作，學術方面的成就可說是一片空白。我只能說人生的路途非常寬廣，各有不同的風景，在大醫院升上某個職位是一種人生，進入學術單位做研究又是另一種人生。

民國一〇一年，林昭庚教授的公子結婚，我很榮幸獲邀觀禮。記得當時在喜來登飯店席開百桌，可說是高朋滿座、冠蓋雲集。到了喜宴現場，我發現自己的位子，被安排和全台各地醫學中心的中醫部長、主任同桌。這些前輩彼此熟識，而我成了那桌唯一的陌生人。

坐我身旁某大醫院的主任問我：「你是……？」

我趕緊做了自我介紹：「我叫杜李威，是林教授的學生。目前在陳俊明理事長的診所服務。」

主任一副不可置信地看著我說：「為什麼你會坐在這一桌？」

我很尷尬地回答：「教授安排的，我也不知道啊。大概是沒位子了……」雖然嘴巴這麼說，但不免愣了一下。突然間，心裡升起了一個念頭。我平常上班的時候，和陳醫師向來是有話直說，讓我誤以為和長輩沒大沒小是常態。原來外面的世界不是我想的那樣，連吃喜宴坐哪裡都是有規矩的。

我很想建議他，如果對坐位的安排覺得不滿意，應該趁早向主人反映，萬一影響到用餐的心情，反倒顯得主人招呼不週。但轉念一想，身為後輩，我也不好說什麼。畢竟，祝福新人和分享喜悅的目的都達成了，即使沒有機會和同桌的前輩們交談，也不至於太遺憾。

唸不了的博士學位

到了年底，我去恩師林教授家裡拜訪，順便邀請教授和師母到外面用餐。那天寒流來襲，我還記得教授穿了一件深藍色的羊毛大衣。餐後，我們從三井日本料理走出來，教授在上車之前講了一個故事給我聽：

「杜醫師，我今天和你出來吃飯，特地穿了這件大衣。你看看這件衣服漂不漂亮？我跟你說，有一年，我受邀到白金漢宮幫女王看病。臨走前黛安娜王妃問我，下午有沒有其他行程？要不要陪她一起去逛街？於是我們兩個人坐同一輛車離開白金漢宮。到了倫敦市區，王妃要司機停車，帶我走進一家服飾店，買了這件大衣送給我，還親手幫我穿上。

「那天的婚宴我為什麼把你排去跟那些部長主任同桌？因為你本來就是這個等級的醫師。你能在朱教授那裡學出師，你的實力我是知道的。但是你知道嗎？畢竟你沒有博士學歷、教授資格，所以我一直沒辦法幫你介紹VIP病患。如果你將來也想像我一樣，為世界各國的政要看診，你回去考慮一下，下個學期來唸博士班好不好？」

教授說得沒錯。如果有VIP病患請他幫忙介紹醫師，結果介紹一個像我這樣的人，既沒有博士文憑、也沒有教授資格，甚至在大廟裡連一天的住院醫師都沒做過，確實也交待不過去。

多年來，我總是找盡各式各樣的藉口逃避唸博士，辜負教授的厚愛，始終讓我耿耿於懷。能夠在官場或學界的環境脫穎而出雖有幾分風光，但一想到自己生性慵懶，確實也不適合過那樣的生活。

虛有其表的成果

偶然想起十多年前，某醫院舉辦了一場「中醫婦科住院成果發表學術會議」。當天，該醫院中醫科主任邀請了我的老東家陳俊明理事長蒞臨指導，並安排陳醫師上台講壓軸場。而我就坐在台下第一排聽講。

若是按照江湖規矩，陳醫師既然受邀演講，當然要講主人的好話。主任之所以邀請陳醫師，也是因為人家敬重他是婦科大老。如果陳醫師能在壓軸場幫主人背書，賓主盡歡才是道理。

從早上九點聽到十一點，我一連聽了四位講者上台報告中醫住院開辦以來的「成果」，說真的，我只有皺眉頭。等到十一點多，陳醫師上台之後，沒想到，他竟然一臉嚴肅認真地開始討論學術。

「這個案例為什麼上次做試管會子宮外孕？因為她輸卵管內的纖毛早就沒有活性了，不會擺動形成負壓，胚胎植入後才會流進輸卵管。」

「這個案例為什麼ＩＶＦ（試管生殖）失敗六次？看也知道她是慢性盆腔炎，你若是沒有控制好發炎，怎麼植入一定都要宣告失敗……」

「這個案例是子宮肌腺症，你們用科學中藥治療了半年，她的 CA125（卵巢癌指數）根本沒降，表示你們的治療方式不對或是科學中藥的劑量不夠。你沒有消炎化瘀達到一定的療效，試管怎麼可能做得起來？」

「枉費你們大醫院招牌響亮，有機會收到這些患者，結果我剛剛在台下聽你們的處置，根本就是似是而非，什麼艾草薰肚臍、貼耳針、腹部針灸，亂開一堆沒用的科學中藥、即飲湯包，按摩、藥浴、喝雞精、聽音樂放鬆……聽了老半天，連一個治療成功的案例都沒有，只是很自豪你們中西醫結合辦了住院病房。」

「人家做試管幾十萬到上百萬都花了，等到植入幾天之後發現 β-HCG（絨毛膜促性腺激素）都沒有上升，眼看注定要失敗了，你叫她死馬當活馬醫，一天花五千塊住院，人家當然願意賭一把。問題是你根本沒搞清楚狀況，就只為了賺幾千塊錢而去承擔失敗的後果。」

「剛剛那幾個案例，要我說，就是應該先花三到六個月，把她們的慢性盆腔炎控制好，然後做試管才會提高成功率。事情都有輕重緩急，不要匆匆忙忙把病患收進來住院，結果一無所獲。」

陳醫師滔滔不絕，主任眼看情況不好收拾，尷尬地上台感謝陳醫師指導。這時候，陳醫師又在台上補了一句：「主任，我知道你很忙，我也很忙，你要邀請我來給你出意見，我不會跟你打馬虎眼。你有我的電話，以後我們直接聯絡就好。你什麼事情都交辦給助理，話傳來傳去打了五六通電話，時間改來改去講半天講不清楚，還一直跟我擺架子。」於是，這場研討會就在一片混亂中結束了。

當我護送陳醫師走到醫院門口幫他攔計程車，天上飄著細雨，我發現自己把雨傘忘在禮堂，又折了回去。走到禮堂大門外，發現主任把一群實習醫師留下來講話，一直試著打圓場：「唉，真不曉得助理是怎麼聯絡的，才會惹得陳醫師不快……」我在禮堂門外偷聽了三分鐘，實在不好意思闖進去，就轉身離開，最終淋雨回家。老實說，以我和陳醫師共事的經驗，他是個直爽的長者，人家請他「蒞臨指導」，他是真心想要幫忙。無奈當時中醫住院的制度仍在草創初期，一切的條件仍未具足，經過這十多年的發展，中醫住院病房才慢慢步上軌道。

必須重視養成訓練

前陣子，我偶然在臉書上看到一位在大醫院服務的中醫前輩講起：「我們××醫學中心的制度是：即使有SCI（科學引文索引）的paper也不一定升主治醫師喔。臨床、教學、研究、行政、服務，缺一不可！」這幾年來，中醫師的養成計畫一直在革新，目前的畢業生，除了要接受兩年的「負責醫師訓練」之外，未來還要再接受兩到三年的「專科醫師養成計畫」。

不同於西醫紮實的住院醫師訓練制度，回憶起十多年前那場「中醫住院成果發表會」，當時開辦中醫住院雖有理想卻力有未逮。好在各方前輩的努力，經過這十多年的生聚教訓，終於讓大家看到樂觀的前景。未來畢業的學弟妹，都必須在醫院接受訓練四到五年，一旦有了充足的人力資源，相信中醫住院可以做得更加完善。

長久以來，每當我受邀前往大醫院會診重症病患時，不免感嘆。即使是在大台北地區，我一趟出診，來回至少就是兩三個鐘頭，實在很沒有效率。若是遇到外縣市的邀約，礙於時間上無法配合，即使有心想要幫忙也只能徒呼負負。如今看到「中醫專科訓練計畫」如火如荼地在進行，幾乎各大醫院都能養成專門處理重症的好手，我很期盼能在未來看到新世代的中醫重振傳統醫學的榮耀。

第五章　開業之路

恩師加持開業忙

民國一〇二年四月，我在開業之前去拜訪林昭庚教授，和恩師說明我的計畫。教授那天非常高興，特地趕來看我承租的地方。當我們走進還沒動工之前的廢墟，我攤開設計圖一一向教授介紹環境。教授問我有沒有需要什麼東西，或是需要幫什麼忙？

我想了一下回答：「如果老師您可以送我一件擺飾，嗯……說穿了，就是讓我借用您的名字壯膽，那就再好不過了。」

林教授一口答應下來說：「我送你一塊匾額讓你掛出來。對了，黃榮村校長和你爸爸是老朋友，他也認識你。這樣好了……不如，我去找校長商量，我們兩個人聯名送你匾額，表示母校對你的肯定。開業醫師掛附設醫院院長的匾額不稀奇，掛醫院院長的匾額只能證明你的醫術在水準之上。但是，掛上校長的匾額，那就不一樣了。那代表的，是學術上的肯定。我明天請秘書和你聯絡，看你想要什麼樣式。」

我聽了受寵若驚，連忙說：「老師老師，真的非常感謝您。光是您的名字肯借我用，我就已經承受不起了，實在不能讓您破費。」

代代傳承不忘師恩

林教授說：「你這樣講就不對了。我跟你講一段故事。從前，我的老師黃維三教授有一天問我：『昭庚啊，你知道你爺爺奶奶叫什麼名字嗎？』

『報告老師。我爺爺叫○○○，奶奶叫 ×××』

『喔。那……你知道曾祖父母的名字嗎？』

『報告老師，我知道。』

『那……再上去的祖先，你說得出名字嗎？』

我聽到黃教授這樣問，一時之間回答不出來：『這我要回去看看族譜。』

黃教授說：『昭庚啊，你會不會覺得很妙啊？就算是直系血親，超過三代，連名字都講不出來。所以師徒之間的緣分說深是深，說淺也是很淺啊。

黃維三教授當年講的這段話，我一直謹記在心。我編的那本《針灸學》被哈佛、劍橋等等許多世界知名大學列為圖書館永久館藏。在這本書翻開的第一頁，我刻意放上黃維三教授的照片和生平簡介。杜醫師你知道嗎，這個就叫做歷史定位。」

林昭庚教授接著說：「杜醫師，你不要看我現在的聲望如日中天，總有一天我會死，也會被世人淡忘。然而，將來有一天，你成了有名望的老中醫，人家一走進來，抬頭看到匾額，喔，原來杜李威的老師叫做林某某啊！今天能夠送你這塊匾額，是我的榮幸，這塊匾額一定要我來出錢。我的歷史定位，將來必須靠你來傳承。」

恩師說這一席話的情景彷如昨日。我何德何能，可以領受教授這份恩情。經過這些年，我很汗顏並沒有符合教授的期待，闖出一番成就。然而，每當我開完處方，總是捫心自問，這樣的處置真的已經盡了我最大的心力嗎？病患從進來到走出去，我帶給他的感受，能夠對得起牆上掛的那塊匾額嗎？

師母千般叮嚀

清代醫家葉天士先生臨終前告誡子孫，從事醫業，除了悟性與天分、讀萬卷書之外，是否成為良醫，還包含著許多的必然與偶然，可為而不可為。子孫如果沒有那個天命，不需要為了背負盛名勉強繼承這個家業。

上海名醫陳存仁先生在他的回憶錄裡也提到：「我在丁甘仁老師辦的中醫學校讀書時節，全班三十多個同學，大概只有十二三人行醫成功，其餘都改行轉業，學而不能致用。」

那一年，在朱士宗老師的首肯下，我決定離開老東家陳俊明醫師的診所，自己出來闖看看。拜別恩師時，師母把我叫過去講了一番話：

「從前我爸爸，也就是你師公朱治吉大夫在上海，人家想來拜師學藝，我爸爸只收富家子弟。因為學醫這條路很艱辛漫長，學出來以後，你還要熬過很長一段沒有病患的日子。沒有病患的時候，你可以寫字作畫自娛，但一定要坐得住，不能到處亂跑。否則，等了一整天都沒有病患上門，你一跑出去閒逛，病患來了又撲空。」

她接著說：「出道第一年，以一天看一個病患作為目標。第二年一天看兩個、第三年一天三個、第五年一天五個。如果你可以堅持十年，你一定會聲名大噪，生活也就能安定下來。我爸爸當年收的學生，很多人沒有辦法耐得住。但只要堅持得住，後來都很有成就。我和朱伯伯剛來台灣的時候，不會講台語，也是這樣一路熬過來的。

我爸爸在臨終前，將門人子弟聚集過來，在院子裡生火，把一生的紀錄全部燒掉。他教學生從來沒有保留，你在這裡看了這些年，你也是知道的，沒有什麼秘方。醫師臨診，端看細心與否，你要好自為之。」

江湖一點訣

開業之前，我去了一趟台南，探望外公。中午吃完飯，外公聽我提到準備開業的計畫，坐在躺椅上告訴我三件事。

「第一，是健康。一個人最重要的是保持身心健康，年輕時我在商場上，不論朋友或是敵人，很多人突然間離開人世，多少鴻圖大業，所有的計畫都要被迫中止。人生真正的贏家，是活到最後的那個人。

「第二，現金。買中藥一定給現金。藥商手上最新鮮、品質最好的中藥，都是優先給現金結帳的客戶。人家知道你都付現金，有什麼好東西一定第一個告訴你。用現金結帳的人不需要議價，也不用擔心買到品質不好的東西。因為，所有的藥商，都想爭取你這個客戶。

「第三，人脈。所謂的人脈，不是要你到處去攀附，醫生的生活要單純，越少受外界的干擾越好。你只要記得，你所有的人脈，一定是建立在你的醫術之上，這樣你才會受人敬重。」

我知道，離開師門之後，人生剩下的功夫，就只能靠我自己去摸索了。雖然直到今天，我仍然宛如茫茫大海裡的一葉扁舟，朝不保夕。但朱媽媽與外公的耳提面命，我始終謹記在心，不敢有絲毫怠惰。

第四部

有用的中醫

第一章 醫術和品格

在「大醫精誠」之前

「大醫精誠」這篇文章，出自唐代醫聖孫思邈先生的著作《備急千金要方》，論述的是醫師的品格。而文章的大意是說，身為醫者，必須無慾念，無希求，表現出慈悲同情之心，治病不論貧富、美醜、親疏、賢愚，一視同仁。臨診不能瞻前顧後，考慮自身的利弊得失，應該不避諱艱險，全心全意救護病人，不能產生推託和擺架子的想法。醫生的風度，應該思想純淨，知己內省，目不旁視，表現莊重的樣子，氣度寬宏，堂堂正正，不卑不亢。診察疾病，專心致志，更重要的是臨證不亂，並且周詳仔細深入思考，不能在人命關天的大事上，輕率地炫耀自己。

對於中國醫藥大學的畢業生而言，「大醫精誠」四個大字隨處可見，就如同校訓一樣耳熟能詳。但是，只要翻開《備急千金要方》就會發現，這篇文章其實是整本書的第二篇，全名為「論大醫精誠第二」。在大醫精誠之前，還有一篇名為「論大醫習業第一」的文章。

「大醫習業」開宗明義就說了：「凡欲為大醫，必須諳《素問》、《甲乙》、《黃帝針經》、明堂流注、十二經脈、三部九候、五臟六腑、表裡孔穴、本草藥對，張仲景、王叔和、阮河南、范東陽、張苗、靳邵等諸部經方，又須妙解陰陽祿命，諸家相法，及灼龜五兆、《周易》六壬，並須精熟，如此乃得為大醫。」

如此看來，道理就很清楚了。所謂嚴師出高徒。任何一門技藝在學習的過程中，為什麼要一再強調基本功夫？我個人認為，所謂的品格，就是在肉體和精神的磨練中逐步養成。根據我自己的人生經驗，不論是醫師、廚師、水電師傅，各行各業都一樣，技術優良的族群當中，品格高尚的比例，會比起技術爛的族群，相對來得高。試想，如果我是病患，我會優先考量一個人的醫術，然後才在一群醫術夠好的人當中選擇自己喜歡的醫師。簡言之，漂亮的話誰都會說，但如果沒有醫術作為立基點，根本談不上醫德。

第二章 患得患失的治療心得

我相信，不論中西醫，當你親手治癒了病患，絕對是最大的喜悅。同時，遇上藥石罔效卻又百思不解、束手無策的時候，必然將其視為人生最大的痛苦。誰不希望能像日劇《派遣女醫X》中的米倉涼子一樣，帥氣地說：「私、失敗しないので」（我是絕對不會失敗的）。想也知道，現實的世界並非那麼美好。可以說，能夠感受多大的喜悅，就會經歷多大的痛苦。我每一天的日常，就是在這樣起起伏伏的心情之下度過。

我想要和大家聊的，就是醫療現場中患得患失的心情。首先，讓我來分享一個充滿神蹟與恩典的故事。同時，我也要告訴讀者，凡事不要高興得太早。

意外的病患

民國一〇八年一月十日星期四，那天中午，我約了台大醫院戴仰霞醫師共進午餐，感謝戴醫師之前的指導，讓我在畢業那麼多年之後，還有機會補充西醫新知。

當午餐快要結束的時候，戴醫師接到一通電話。從雙方的交談中可以感受得到，電話另一頭，在大學擔任教授的J小姐似乎非常傷心難過。

掛掉電話之後，戴醫師問我：「你們中醫有在處理處理中耳積水嗎？剛剛打來的J小姐是我的好朋友。她的小孩兩邊的耳朵都積水，已經看了兩個醫生了，都是建議開刀植入通氣管，她很焦慮也很猶豫。我介紹她去看某醫師，和她說，某醫師是這個領域的權威，如果妳沒辦法下決定，不妨聽看看某醫師怎麼說。J小姐剛剛從醫院離開，看來除了手術之外，目前沒有更好的治療方法……」

我想了一下，對戴醫師說：「我的門診業務很雜，幾乎什麼科都看，沒辦法，我們中醫向來不分科。耳朵的問題，我比較常遇到的是耳中風、耳鳴眩暈之類的，也有處理耳膜破裂之後癒合不良的經驗。其實，不論哪一科，我通常都是遇到問題，先查西醫教科書，不懂的地方請教西醫朋友，再想看看有什麼中醫的理論可以用來配合治療。

坦白說，中耳積水我沒遇過。但是我剛剛想了一下，道理應該與治療鼻竇炎類似。此外，我想起來我曾經處理過好幾個因為『前庭導水管擴大症』而聽力受損的案例。所以……如果戴醫師的朋友能接受中醫，看她願不願意帶小朋友來讓我試看看……」

戴醫師聽完，馬上拿起電話打給J小姐：「我跟妳說，我正在和一個中醫師朋友吃飯。他問妳，願不願意讓中醫治療看看？如果OK的話，我等一下把他診所的資訊給妳，看妳要不要明天去掛他的門診……」

我在旁邊聽到，連忙插嘴：「不好意思，麻煩主任幫忙問一下，如果J小姐等一下沒有別的事情要忙，我今天休診整天沒事，看要不要等一下直接約在我診所見面。我們從這裡出發，大概二十分鐘之內可以回到診所。」

關鍵七十二小時

J小姐的公子，當時三歲半，診斷之後，我和J小姐說明我的想法，接著開了這張處方，總共開了七天的藥，請小弟弟一天服用一帖中藥。

處方用藥

辛夷 二錢	白茯苓 三錢	細生地 二錢（砂仁拌）
川芎一錢白芷二錢	石菖蒲 三錢	川象貝各三錢
黃芩 二錢	澤瀉 三錢	魚腥草 三錢
鉤藤 三錢後下	薤白 錢半	
廣陳皮 二錢	六一散 三錢	
粉丹皮 二錢	蒼耳子 二錢	

兩天後，也就是一〇八年一月十二日。早上我接到J小姐來電，她說：「杜醫師，

不好意思打擾一下。我昨天晚上幫弟弟洗澡的時候，發現他流出兩條黃綠色的鼻涕，又濃又稠，以前從來沒有看過，怎麼會這樣？」

我一聽完，趕緊和她說：「太好了。果然這招行得通，膿水流出來就沒事了。說真的，我沒想到會那麼快見效。請您這兩天再留意看看，如果順利的話，過兩天鼻涕漸漸變清澈，就差不多了……」

一〇八年一月十四日星期一，J小姐帶著他的公子到某大醫院掛號。耳鼻喉科醫師看了之後說：「妳兒子兩邊的耳朵看起來都很正常，沒有積水啊。」

J小姐聽完，不可置信，但還是不太放心，堅持要自費幫孩子做斷層掃描。報告的結果出來之後，她被醫師臭罵了一頓：「就跟妳說沒事妳不相信。我真的不懂妳為什麼會懷疑小孩的耳朵有問題。今天不是說妳花得起錢就可以為所欲為，妳根本就是在浪費醫療資源。」J小姐說，她從來沒有像這樣被罵還那麼開心的經驗。

中耳積水的危機到此暫時解除。接著我又花了幾個月的時間，讓J小姐公子的聽力完全回復正常，也順利解決呼吸道過敏的問題，聽說現在小弟弟身體很好，也很少感冒。後來，我和J小姐成為好朋友，我常常借用她的專業，向她請教有關小孩教育的問題。

或許有少部分的讀者看到這裡，忍不住地想要讚嘆：「杜醫師，你太強了！神醫！」不不不。我這個人雖然不是很聰明，但也沒有愚昧到誤打誤撞，偶然成功就因此自滿的程度。事情恐怕沒有想像中那麼單純。

現代醫學怎麼說

首先，我來說明一下，什麼是鼻竇炎？

從解剖位置來看，在我們人體的眼眶和鼻腔周圍，有幾塊骨頭是空心的。這幾塊中空的骨頭，功能就像是小提琴的音箱，透過音箱將聲音放大，可以幫助聲波的傳導。我們平常講話的聲音之所以具有穿透力，就是因為這幾塊中空的骨頭讓聲音產生共鳴。

骨頭的空腔一共有四對，稱為鼻竇。包括位於前額上的「額竇」，在鼻腔外側的「上頜竇」，兩眼中間的「篩竇」，以及鼻腔後上部的「蝶竇」。想當然爾，這幾個鼻竇都和我們的鼻腔相連。健康的狀態下，鼻竇腔內的表皮細胞會分泌黏液，協助滋潤並且過濾吸入的空氣。但萬一受到感染，又不幸演變成鼻竇化膿積水，狀況就變得不容易處理。

那麼，中耳積水又是怎麼一回事呢？

從解剖構造來看，耳朵分為外耳、中耳和內耳。外耳和中耳由鼓膜分隔開來，外來的異物除非破壞鼓膜，否則並不會進入中耳。同樣的道理，如果中耳積水，也沒有辦法穿越鼓膜流出來。中耳腔透過耳咽管與鼻咽相通，由於小朋友的耳咽管構造比成人來得短，因此，當上呼吸道受到感染之後，很容易併發耳咽管發炎。此外，耳咽管靠近鼻咽的位置，有一個稱為「腺樣體」的淋巴組織，腺樣體發炎腫脹時也會壓迫到耳咽管，使得中耳腔產生負壓，進一步將組織液吸出來造成中耳積水。當中耳腔充滿液體之後，聲音的傳導就受到了影響，因而造成聽力障礙。

抗生素的藥理機轉

我們都知道，細菌感染可以藉由口服抗生素來治療。那麼，抗生素的治療效果是如何被評估的呢?現代藥理學的系統是這樣的:當一個藥物被腸胃道分解吸收之後,會進入血液在身體裡面循環。因此,我們可以在服藥之後一定的時間內,好比說半小時、一小時、兩小時,藉由抽血分析藥物在血液中的濃度,計算出藥物對人體產生的效果。

被身體吸收的抗生素,能夠進入到骨頭裡(鼻竇)的濃度,會比血液中的濃度還要低很多,而藥物的效力又是靠單位血中濃度來決定,因此,當鼻竇發炎塞滿膿水,抗生素的使用劑量就必須拉高,而且要吃很久。有時候,遇到因為抗藥性導致內科療法效果不彰的情況,就只能藉由外科手術來治療。

引經通竅的理論

針對感染發炎,中醫一樣是給消炎藥,差別只在西藥是由化學合成,而中藥取材於自然。中藥還有一個和西醫藥理學不同的地方,就是「引經通竅」的理論。打個比方來說,當你吃了含有薄荷成分的口香糖,你會感覺到一股辛辣的氣息從你的鼻腔向上擴散、直衝腦門,這就是中藥引經通竅的具體實例。

傳統中醫解釋藥物對身體的作用，根據的是藥物的「性、味、歸經」。藥性有「溫、熱、寒、涼」；藥味分「酸、苦、甘、辛、鹹」，不同藥味進入不同的臟腑；而歸經所講的，是藥效會沿著哪一條經絡傳導。《本草新編》云：「薄荷，味辛、苦，氣溫，浮而升，陽也。入肺與包絡二經，又能入肝、膽。」以上，就是薄荷在藥典中的記載。書上告訴你「薄荷味辛、氣溫、浮而升」，所以，當你吃了含薄荷的口香糖，感受到的刺激感會是直衝腦門，而不是往四肢末梢傳導。

近年來許多研究，都嘗試將中藥「科學化」。研究方法無非是觀察中藥在試管或培養皿中的抑菌、抗病毒效果，好比說萃取金銀花裡面某些化合物，加進試管裡面，發現可以有效殺死金黃色葡萄球菌之類，再不然就是拿中藥餵老鼠，看看會產生什麼變化。我個人認為，這樣的研究方法，忽略了傳統藥理學「性、味、歸經」的系統，並沒有辦法揭露中藥療效的完整面貌。

我們假設，上述關於藥物歸經的理論是可行的，那麼，按照中藥處方「君臣佐使」的概念，我們只要將活血消腫、消炎排膿的藥物搭配在一起，服藥之後就可以將藥物帶到特定的患病部位，順利解決鼻竇炎、中耳積水的問題。這樣的治療方式，甚至比起抗生素靠著血液中藥物的濃度來消炎殺菌的效果來得更好。

治療J小姐公子的中耳積水，其處方架構就是在這個理論下被實踐。辛夷，味辛性溫，可以發散風寒、宣通鼻竅。配上菖蒲、鉤藤，進一步加強通竅的效果。生地、丹皮涼血活血，搭配蒼耳子、薤白這兩個消腫的藥物，目的是讓中耳積水可以順利流出來。白芷、川象貝是排膿藥物，搭配澤瀉、六一散來利水，可以有效降低中耳積水的黏稠度。處方裡真正用在消炎殺菌的藥物，只有黃芩和魚腥草這兩味而已。

這就是我用來治療中耳積水的方法。雖然是使用中藥治療，講求辨證論治的法則，實則根據現代解剖學、生理學與病理學，差別只是加入了傳統中醫「引經通竅」的概念。既然成功找到治療方法，經過測試，只吃了一天的中藥，膿水就可以順利流出來。那麼，比照這個模式去治療，就可以造福無數的小朋友了不是嗎？這麼樂觀的情況下，還有什麼好「患得患失」的呢？

一案例一藥方

這幾年來，我靠著這套模式累積臨床經驗，治療許多鼻竇炎、中耳積水的小朋友。如同我一再提到的，每個病患都是獨立的個體，從來沒有一張處方可以吃遍天下的道理。活血消腫、消炎排膿的道理雖然簡單，但從藥物的選擇搭配，乃至用藥比例、劑量，完全沒有一個標準可供參考，每一次碰到新的個案，都必須從頭開始瞎子摸象。

以下分享我近期遇到一個最棘手的案例。小病人是好友H醫師的千金，今年五歲。幾個月前，H醫師偶然和我聊到他們家小姐雙側中耳積水的情況，據說已經拖了一段時日。於是，我約了小病人來我的診所看看。第一次見到H小妹妹，當時她沒有什麼急性上呼吸道感染症狀，但她的扁桃腺慢性發炎腫大，雙側的鼻甲也相當肥厚。因此，我向H醫師報告，我們首先必須讓鼻甲消腫，才有辦法讓膿水流出來，這恐怕會是長期抗戰，沒有辦法一週見效。

於是，我開了這張處方：

處方用藥

辛夷 三錢	蒼耳子 三錢	石菖蒲 三錢
川芎一錢白芷三錢	細辛 五分	路路通 三錢
桔梗一錢蘆根三錢	薄荷 一錢	川象貝各三錢
皂角刺 三錢	粉丹皮 二錢	
黃芩 二錢	魚腥草 三錢	
桃仁紅花各一錢	鉤藤三錢薤白錢半	

第二次見面，我的處方大致遵循這個架構，並根據氣候的變化，修改增減一兩味藥。服藥兩週，似乎沒有絲毫變化，詢問H醫師後得知，從前，妹妹睡覺的時候，感覺她的呼吸道不是很通暢，呼吸的聲音很大。自從開始服藥之後，呼吸的聲音有小一

些。我聽了之後，心裡想，還不急，可以再觀察看看。

隨著時間一天一天過去，症狀都一直差不多，我不免有些擔憂了起來。就這樣，治療了一個半月，最讓人手足無措的事情發生了。H小妹右耳的積水已經消退痊癒，但左耳的狀況始終不見起色。理論上，內服藥應該會在身體發生對稱性作用，那為什麼一邊好了，另一邊卻紋風不動呢？鼻中膈彎曲、鼻甲肥厚的程度不同，或許是一個解釋。但我也不禁懷疑，難道是我在用藥上有什麼地方沒有考慮周詳？如果要調整處方的話，又該如何進行？再三考慮之後，我修改了原先的處方，又治療了三個多月才告痊癒。

處方用藥

辛夷 二錢　蒼耳子 三錢　石菖蒲 三錢
川芎一錢白芷三錢　升麻 一錢　路路通 三錢
夏枯草 三錢　薄荷 一錢　藿佩梗各二錢

川黃柏　二錢	魚腥草　五錢
鉤藤三錢薤白錢半	澤瀉　四錢
荊芥防風各一錢	地龍蟬蛻各錢半

如果說，上帝治癒J小姐的公子是個奇異的恩典，對我而言又何嘗不是呢？身為中醫師，這是我第一次接觸中耳積水的案例，在這之前，我只處理過鼻竇炎。雖然兩者的理論是相通的，但應該怎麼用藥，我其實完全沒有把握。處方開完之後，我一直在猶豫，萬一沒效的話，那我是要改變劑量與藥物比例，還是換別的藥？又有多少時間和機會可以讓我嘗試錯誤呢？坦白說，如果不是這次的經驗，我根本不確定中醫理論可不可行。如果我所遇到的第一個病患就是H醫師的千金，治療兩個禮拜不見起色，我大概就放棄了，或許從此再也不碰中耳積水的病患也說不定。

第三章 歷史的軌跡

睡夢中得到的啟發

傳統中醫是經驗醫學，臨床診斷的手法並不講求科學。在這裡，我必須補充說明，當我說中醫不科學，並不代表我為人處世的態度是「反科學」。我始終相信，在這個世界上，凡是存在的事物，必有它存在的道理。差別只在於，當前的科學是否有辦法去解釋它的道理。

回到古老的時代，科學方法還沒萌芽，古人發明了陰陽五行理論，目的是為了將經驗醫學傳承下去。陰陽五行學說，既是歸納法，同時也是演繹法。古典的西方醫學講「地、水、火、風」四大元素，並由四大元素發展出「血液、黏液、黃膽汁、黑膽汁」

的四體液理論，也是基於類似的演化路徑。

所有的中醫系學生，入學第一門課程就是陰陽五行。對於生活早已遠離這些詞彙的現代人而言，必須摒棄排斥的心態學習這些語言，實在是苦不堪言。日復一日聽老師在台上反覆地唸頌那些語焉不詳的東西，考試的時候，就是憑大家的記憶力默寫，真不知道這樣做到底有什麼意義。只記得那個時候，幾乎每一堂課，我一定在十分鐘之內睡著。有一天，在《本草學》的課堂上，半夢半醒之間，教授在台上正好講到「玄參」。

性味：苦鹹微寒，色黑入腎。

功用：能壯水以制火，散無根浮游之火。

（註：腎水受寒，真陰失守，孤陽無根，發為火病。）

主治：煩渴，喉痺咽痛。

（註：本腎藥而治上焦火證，壯水以制火也。腎脈，貫肝膈，入肺中，循喉嚨，系舌本。腎虛則相火上炎，此喉痺咽腫咳嗽吐血之所由來也，潮熱，骨蒸亦本於此。）

就在這個當下，突然間，我在課堂上一覺醒來恍然大悟。我發現，過去我一直都搞錯了！不要被上面這段不知所云的文字誤導，真實的狀況是這樣的：

在我們的生活經驗裡，喉嚨痛大致有兩種。一種是上呼吸道感染發炎疼痛，另一種是非感染型，或許是睡眠不足、抵抗力衰弱，咽乾口燥，口瘡口臭，俗稱「火氣大」。

感染型的發炎疼痛，是身體的免疫系統和病原體交戰，我們稱為「實火」，要用消炎止痛藥來治療；而非感染型的喉嚨痛，俗稱「虛火」。我們整天使用喉嚨在講話，就像一部車子引擎過熱、水箱乾掉了，這就是虛火。處理的方式不是在引擎上澆水冷卻（清熱解毒消炎），而是應該為水箱加滿水，也就是「壯水以制火」，好讓引擎冷卻。所謂的「腎脈，貫肝膈，入肺中，循喉嚨，系舌本」，即是在敘述水箱和引擎之間連結的系統。

簡言之，古人是從生活的經驗裡先得到結論。感染型的喉嚨痛要用連翹來消炎，非感染型的喉嚨痛則用玄參來生津止痛。先有了結論後，才為了傳遞知識，發明出一套陰陽五行的理論，用以進行歸納。

也就是說，當你在古書上看到某件事情講越多陰陽五行，越是被歷代醫家想盡辦法穿鑿附會，什麼「色黑入腎」之類，越表示這個經驗是真實而且可信的。如果單純看使用經驗，它絕對是有療效的，硬要拿來解釋原因的理論，反倒是瞎編出來的。從我發現這件事的那一天開始，我才算是進入門檻，並且慢慢讓自己融入這套系統當中。

留待時間來解答

那麼，古典醫學的經驗，有沒有機會能夠跨越時代，融入現代科學呢？我的答案，是有的，只不過不是現在。姑且讓我舉遺傳學的發展歷史來說明我的看法。講到遺傳學，在全世界的國民義務教育裡面，大概唸到七八年級都學過「孟德爾定律」。簡單講，大家對於用「AA、Aa、aa」表格呈現顯性基因遺傳的定律，都有一個基本概念。

孟德爾神父在一八五六至一八六三年之間，於修道院裡種植五千株碗豆，進行雜交實驗，因此發現了遺傳學三大基本定律——基因分離定律、自由組合定律、連鎖交換定律，而被稱為遺傳學之父。後世的人一方面讚嘆孟德爾先生的偉大，同時也不得不承認，孟德爾先生的運氣真的很好，或是說蒙受上帝滿滿的恩典。

原因在於，豌豆是一種很特別的生物。在豌豆身上，不多不少，剛好就只有七個獨立的基因分布在不同的染色體上，並用來展現它的遺傳特徵，包含種皮形狀、子葉顏色、花色、豆莢形狀、豆莢顏色、開花位置、植株高矮。好比說，高莖和矮莖的豌豆雜交，按照比例生出中等高度的碗豆。由於七個顯性基因分別存在不同的染色體上，在不被其他因素干擾之下，孟德爾先生可以很順利地找到遺傳法則。

如果換個情況，好比說「跳躍基因」決定玉米粒不同顏色這樣的知識，就必須建立在很多遺傳學的基礎上，因此，必須要到一九四八年才能被人類發現並認識。假使當年，孟德爾先生種植的不是碗豆，而是玉米，在沒有任何基礎的情況下，當他發現各種不同顏色的玉米粒竟然可以同時發生在一棵玉米身上，試著培育幾代也找不出遺傳的規則，偉大的孟德爾先生大概也只能翻桌不玩了。

從上述遺傳學的發展歷史，回頭來看中醫藥文化。我相信，中醫不是只有安慰劑的效果，也不能說沒有療效。假使中醫沒有療效的話，不會直到科學昌明的今天，還存在於這個世間。我只能說，中醫藥的療效，或許不是當今的科學有辦法去做解釋的。

人們可能早在幾千年前就觀察到同一顆玉米會有各種不同顏色的顆粒，但直到近年才解開跳躍基因的謎團。中醫的療效應該如何評估？要如何調配比例才能精準地發揮療效？這些知識，或許還要等待數百年才會被人們知悉。在此之前，我就像是活在黑暗中，僅憑著不怎麼牢靠的經驗，每天帶著患得患失的心情一邊摸索、一邊前進。

第四章　重新定位中醫

學生時代的回憶

回憶起我的學生時代，中醫系就如同其他的科系，大學一年級上學期，課程的編排幾乎都是通識課程。與中醫相關的必修科目，就只有「中國醫學史」以及「中醫學概論」這兩門課。「中醫學概論」的上課方式，就是每週安排不同的老師上台分享他的人生經驗。目的是讓學生認識系上的老師，並對中醫產生興趣。

我還記得那是學期末最後一堂課，「中醫學概論」安排系主任上台針對這個學期的課程做個總結。那一天，系主任一上台就和大家說：「各位同學，感謝大家這個學期踴躍出席本堂課，經過一個學期的薰陶，相信大家都已經認識系上的老師了。以後走在路上遇到了，千萬別當陌生人喔。現在呢，我要和大家講一下，大家最關心的期末考試。期末考的考卷呢，一共只有兩題，各占五十分。第一題，請你寫下對於這門課程的感想與建議，希望大家踴躍發言，寫越多越好。第二題呢，也就是我們今天課堂上要教大家的，有關如何坐月子這回事。

「為什麼今天要教大家這個東西？大家想想嘛，過了下個禮拜，考完期末考之後，大家就要各奔東西，回老家過年了。親朋好友一見面，聽到你唸中醫系，一定二話不說把手伸出來要你把脈。想也知道，大家才來學校唸了一個學期，當然不會把脈。那人家就好奇了，你去唸中醫系，到底都在學校學了什麼？要不然這樣好了，拿一張紙來，叫你開一張處方出來讓大家看看。這個時候，今天的課程就派上用場了。你可以拿起筆來，有模有樣地寫處方，告訴大家如何坐月子。這樣子，你爸爸媽媽才會認為，學費果真沒有白繳。」

往事歷歷在目，距離系主任講這席話，轉眼二十多年過去了。我還記得那一天，系主任教大家的坐月子基本原則是這樣的：產後第一週，服用五至七天的生化湯；第二週，重視消除水腫與增加泌乳；第三週，調補氣血，用補中益氣湯、八珍湯為基底加減用藥；第四週收工，大補肝腎筋骨，人參養榮湯、十全大補湯，加龜鹿二仙膠。

對婦女而言，懷孕和生產是一件相當耗費體能的事情。過去在農業時代，物質營養條件普遍缺乏，基於慰勞和犒賞產婦的心態，民間才衍生出「產後調補」的概念。對於完全沒有中醫基礎的大一學生而言，系主任台上宣講的內容相當實用。話說回來，對入門者講的是這一套理論，如今都唸到畢業，也步入臨床十幾年了，看問題的角度難道還繼續停留在初學者的層次嗎？再者，生活在現代社會，營養不良的情況早已遠離我們的生活經驗，針對產後問題，難道還要堅持傳統的模式大魚大肉嗎？我認為應該要有更細膩的做法。

顧好本業的態度

中醫典籍針對產後問題是怎麼說的呢？我們查閱被歷代醫家視為聖經的《傅青主女科》，翻到產後篇的目錄，上面記載著：產後少腹痛、產後氣喘、產後惡寒身顫、產後噁心嘔吐、產後血崩、產後手傷胞胎淋漓不止、產後四肢浮腫、產後肉線出、產後肝萎、產後氣血兩虛乳汁不下、產後鬱結乳汁不通……很顯然地，醫書上說的，都是各種產後併發症，從頭到尾沒有任何一句話講到「坐月子」，更不會記載大眾媒體一天到晚報導、大家耳熟能詳的那些藥膳補品。

當年在醫學院裡，九成九的課程內容，都在教大家如何處理各種產後疑難雜症。然而時至今日，產婦遇到問題一定是先回去婦產科掛號，而且幾乎都是只看西醫不看中醫，中醫師的角色早已模糊不清，在民眾的認知裡似乎是介於廚師和營養師之間。尷尬的是，講煲湯，中醫師煮得沒有廚師好吃；講營養學，中醫系沒唸過的東西又怎麼講得過營養師呢？正因為如此，這些年來，我一直努力想要固守我的本業，也從不上媒體教民眾煮藥膳。

網路論戰常見的問題

幾年前有一天下午，蘇怡寧醫師私訊我：「老杜，跟你打聽一下。請問你認識這位中醫師嗎？」接著傳來一張臉書訊息截圖。原來，是有一位中醫師傳訊息給蘇醫師說：「女生在月經期間最好不要洗頭。經期洗頭的話，月經會下不來（頭一洗月經就沒了），日後也容易犯頭痛以及許多婦科問題。」

蘇醫師認為這樣的觀點完全沒有科學根據，也找不到任何論文可供佐證。如果真有其事，一定早就有人做過相關的研究。但這位中醫師堅持，這是他臨床多年，從病患身上觀察得到的結論。由於雙方的溝通找不到共識，蘇醫師就向他提議，不如我們把這件事情拿出來公開討論，你覺得如何？這位醫師也欣然同意。

我看完雙方的對話，心頭捏了一把冷汗，趕緊對蘇醫師說：「報告蘇P。這件事情且容我私下處理，拜託您千萬不要把訊息公開。拜託。」事實上，我與這位中醫師只有一面之緣，談不上認識，當然也說不上什麼話。可想而知，我事後根本就沒有去處理這件事。只能說，我很感激蘇醫師賣我這個面子，感謝蘇醫師幫忙維護中醫界的聲譽。

我大概預料得到，如果蘇醫師在他的臉書上公開這段對話，底下或許會有少數幾個網友現身說法，說她自己就是這樣。但是，絕大多數的民眾肯定認為這是無稽之談。站在科學的觀點，目前為止，確實沒有任何報告顯示月經期洗頭會對身體造成什麼不利的影響。現代生理、病理學，也沒有人提過洗頭和月經相關的理論。從流行病學的統計數字來看，犯頭痛的人，有人在月經洗頭、有人不洗頭；經期洗頭的人，有人頭痛、也有人不痛。並不是說妳在經期洗頭就一定會犯頭痛。如果妳是個常犯頭痛的人，也不是說只要月經不洗頭，頭痛就會不藥而癒。

總之，不論是從病理學或是統計學來看，都找不到月經洗頭和頭痛腹痛的因果關係。最重要的一點，姑且不論科不科學，叫人家月經期間不要洗頭的主張，從本質上違背了每個人對身體的自主權，非常政治不正確。

「我這輩子天天洗頭都沒事，你憑什麼管我月經來要不要洗頭？」

「拿不出證據又偏愛管東管西，每次都說等我以後老了就知道。」

這就是最讓人家感到不爽的地方。

邏輯訓練的重要

多年來我一直在強調，邏輯訓練的重要。什麼事情都必須講邏輯，這與你是中醫還是西醫無關，甚至和你從事什麼行業也沒有關係。這個世界上就只有兩種人，講邏輯的，和不講邏輯的。

我們打個比方來說吧。假設有一天，你因為腹痛去看醫師。

當你對醫師說：「醫生，我每次吃完飯，就脹氣得厲害，肚子很痛，很不舒服……」

醫師接著反問你：「喔，你的腹痛都是發生在飯後。那麼，空腹的話肚子會痛嗎？」

你回答：「不會。只有飯後痛，空腹的話不會痛。」

接著，醫師說：「好的。我診斷完了。我的建議是，你從現在開始，三餐都不要吃，這樣你就不會肚子痛了。」

你：「那我要禁食多久呢？」

醫師：「就是都不要吃啊。這輩子從現在開始都不要吃任何東西，就不會肚子痛了啊。好了，你的問題我解決了。下一位……」

請問，有這種醫生嗎？不去解決你消化不良、腹痛的問題，而是叫你不要吃就不會痛。講這種話，還算是醫生嗎？

所以說，可以不講科學，但不能不講邏輯。

為什麼我會擔心蘇醫師把這件事拿出來公開討論呢？在我看來，這位中醫同業又犯了什麼邏輯上的謬誤呢？

假使有一位女性朋友發現，某次她在月經期間洗頭，洗完頭之後，原本很流暢的經血就像是「縮回去」似的，經血量大幅減少、夾雜著血塊，接著肚子感到悶痛，第二天併發頭痛。於是，她開始懷疑，這些症狀說不定和洗頭相關。日後，她又嘗試了幾次，屢試不爽。只要洗頭，就會頭痛腹痛，不洗的話，那次的經期就能相安無事。最後，她得到一個結論，也就是月經期間絕對不能洗頭。

真的是這樣嗎？

如果對傳統醫學稍微有一點概念，就會知道根據中醫理論，經來頭痛或腹痛的病因，有氣虛、血虛、風邪、寒凝、血瘀、肝火、腎虛等等。會頭痛腹痛的女性朋友，平常肯定早就有以上一種或數種病因在自己身上，只是還沒有對生活造成嚴重的困擾。經期洗頭這個動作，常常是導火線，因為洗頭這個動作，讓原本處在亞健康狀態的身體出現頭痛腹痛等病徵。

再強調一次，經期洗頭不是造成頭痛或腹痛的「病因」，最多只是「導火線」，因為這條導火線，讓原本已有的問題顯現出來。就如同我剛剛說的笑話，消化不良、胃痛自有它的病因，吃飯這個動作，最多只是導火線，是一樣的道理。如果已經出現頭痛症狀，光是靠著不洗頭，也不能解決頭痛的問題。總之，頭痛的病因如上述，有氣虛、血虛、風邪、寒凝、血瘀、肝火、腎虛等等。一個有經驗的臨床醫師，應該針對頭痛的病因去解決問題，而不是呼籲大家，不論頭痛不痛，全面禁止在月經期間洗頭。

我同意每個人對自己的身體都有自主權。就好比說，你有一輛老爺車，開起來雜音很多，時速只要超過四十公里就會拋錨。你當然有自主權決定要不要修理。你也可以說，反正我不上高速公路，對於車子的雜音我並不在乎，修理起來很貴，所以我不想花錢修車，這我都同意，車子是你的，你有自主權。但我絕對不會告訴你，公路上所有的車輛都必須配合你的速度，不論車款、不論新舊，任何車輛都不應該把油門催到超過時速四十公里。身為一個醫師，叫人家月經期不要洗頭，就和你不去醫治消化不良，卻叫人家從此絕食是一樣的道理。

根據我多年來的社會觀察，不論中西醫，只要聊到婦科，最常被民眾詢問的，不外乎經期可不可以做什麼？孕婦或產婦可不可以吃什麼？建議女性平常要多吃什麼？這些話題的相反面則是，如果吃了什麼、或是做了什麼，會對身體造成哪些負面的影響？

說穿了，以上這些問題大概可以分成兩類——講邏輯的，和不講邏輯的。講邏輯的是醫學，不講邏輯的是民俗。醫學上的邏輯認為，每一個人都是獨立的個體，身體出現任何的狀況必須辨證論治，不能一概而論。不講邏輯的民俗，本來就不是醫師的專業範圍，根本不應該由醫師來回答民俗問題。就好比說，有些人光是吃一顆花生，第二天臉上就長痘痘，其解決之道必須是針對個別的體質去找出原因，並尋求治療，而不是禁止全天下的人吃花生。

電視節目的誤導

有一次，有個學弟和我說他去參加國中同學會。席間，老同學好奇地問他：「你在當中醫師，那你平常都是看哪些病？」

他回答說：「就很一般，大多數是感冒、拉肚子、胃食道逆流等等。」

他同學很驚訝地說：「真的還假的？感冒可以看中醫？」

他說：「不然古時候沒有西醫，大家感冒都怎麼辦？」

「……對耶，你說的我倒是從來沒有想過……」他同學如是說。

每次聊到這個話題，我就很感慨。在一般社會大眾的觀念裡，經常看到中醫師在電視節目上教大家如何養生食補、按摩穴位、跳健康操。如果你詢問周遭有看過中醫的朋友，他們就醫的原因，通常是當作復健科的替代醫學，如針灸推拿、處理扭傷拉傷之類的問題，不然就是減重美容項目。

難道說，傳統中醫就不能處理感冒肺炎之類的急症嗎？這個問題讓我想起幾年前的一段往事……

記得那是我開業不久，一個初春的晚上。診所打烊之前，附近鄰居一位阿嬤到櫃台說，她想買一些川貝回去燉梨。診所藥師請阿嬤進來診間諮詢我的意見。

阿嬤一進診間就對我說：「醫生，我感冒了，現在稍微有一點發燒，我能不能跟你買一些川貝回去燉梨？」說著，拿出她的手機：「你看，這是我今天下午，在長庚醫院照的電光……」她說的「電光」，指的是X光片。

我拿過來一看，雙側下半部的肺葉白茫茫一片。忍不住深吸一口氣，我問：「長庚的醫師怎麼說？」

阿嬤：「肺炎。他要我馬上住院，但我才不要咧。住在醫院，我晚上一定睡不著……所以我沒辦手續，直接離開……」

我說：「我看也是肺炎。妳這個要住院啦！口服抗生素恐怕還壓不下來，要吊大筒才會退燒……」

阿嬤說：「我每天都有看健康節目。今天有做八段錦、甩手功……還有喝薑湯。剛剛買了幾顆梨子，想要來跟你拿一些川貝回去燉來喝……醫生，你看我還有沒有需要吃什麼？」

我說：「不能那樣搞啦！」診斷過後，我開了一帖藥。囑咐她，等一下回去，快火煮四十分鐘，先喝一次。兩個小時後，再煮第二次，睡前喝。如果明天清晨燒還沒退，一定要馬上去掛急診。處方如下：

處方用藥

水炙麻黃一錢　粉葛根 三錢　黃芩 二錢

光杏仁 三錢　羌獨活各一錢　魚腥草 五錢

生石膏 三錢　桔梗 一錢　生白芍 二錢

枇杷葉 三錢　瓜蔞實 二錢

桑白皮 三錢　蘆根 四錢

川象貝各三錢　川芎一錢白芷二錢

從前，我有一段時間常跑各大醫院的加護病房支援。那時候年輕不知輕重，不論是吸入性肺炎、肺積水、肺膿瘍、腸子爛……有西醫作後盾，什麼都敢和它賭一把。這幾年已經很少碰到急症了，我那天晚上回去，心裡始終忐忑不安。

第二天早上，上班之前我先繞去阿嬤家按門鈴，發現沒有人應門，我心裡想，大概是去掛急診了，不曉得現在的情況怎樣了。到了下午，我看到阿嬤從我窗外經過，趕緊跑出去詢問她的狀況。

阿嬤說：「昨天晚上吃過藥，到了半夜，出汗之後燒退了。早上，我又改去國泰看，片子照出來，肺部都乾淨了，醫生說不用住院。」

聽完之後，壓在我心裡的石頭總算落了下來。對她說：「既然肺炎已經告一段落，剩下的就是處理咳嗽。妳等一下有空過來一趟，我再開幾帖藥給妳……」

阿嬤說：「不用了啦。今天國泰有開一個禮拜的藥給我。」

我說：「喔，那也可以，我不用重複給藥。國泰開的藥妳要按時吃，不然又會燒起來喔。」

阿嬤：「好啦，我知道啦。對了，那個……薑黃配枸杞紅棗，我可不可以煮來喝啊？這樣會不會比較快好？」

聽到阿嬤這麼說，真的讓人感到非常無奈。只不過，我才剛剛逃過一劫，還心有餘悸，除了苦笑三聲，也不好多說什麼就是了。

中醫真正能做的

一同前面的案例，當我只用一帖藥就能讓肺炎轉危為安，關鍵是什麼？是醫術嗎？不不不，我沒有那麼天真。我認為是運氣。雖然這不是我第一次接觸肺炎病患，但這一次的僥倖，不能保證下一次可以過關。我執業多年以來唯一的心得就是，過去的就過去了，隨時讓心態歸零，保持謹慎，盡自己的本分，隨時做好面對突發狀況的準備。

記得幾年前爆發過SARS疫情，面對這種現代醫學從沒遇過的傳染疾病，民間談虎色變。當時，流傳著各種偏方，認為可以預防或治療SARS。記得我看過一篇報導，對岸某個小學校長，為了預防師生感染SARS，就聽信偏方煮了一大鍋草藥，朝會時讓全校師生飲用，結果不慎造成許多人中毒。

我想說的是，舉霍亂傷寒為例，公共衛生的進步以及疫苗的普及，絕對是人類的福音。根據清代醫家俞茂鯤在《痘科金鏡賦集解》中的記載：「種痘法起於明隆慶年間……」也就是說，六百年前的中醫師，就已經使用「人痘接種術」來預防天花。因此，身為現代中醫，實在是沒有反對疫苗的理由。我必須這麼說，熱愛中醫是一回事，為了捍衛中醫而去反對疫苗接種，那是義和團，不是愛中醫。

近一年多以來的新冠肺炎疫情，讓我們了解到人類的社會，隨時都有可能出現前所未見的危機與挑戰。傳統中醫在當前這個時代，如果還留有一線生機，它的價值肯定是在辨證論治的傳統上，細膩地做出差異性的醫療，以彌補現代醫學的不足。絕對不是拋棄傳統，硬套公式開發成藥，或是一味推廣，做什麼體操可以養生、吃什麼東西可以預防某種疾病。當然，更不可能藉由反對現代醫學、詆毀疫苗，來證明自己的強大。

第五章　傳統中醫的未來

工業革命的影響

傳統中醫應該如何現代化，或是說科學化？這個議題，一百多年來早已被無數的人討論過了。網際網路與人工智慧的發展，又將會對醫療產業造成什麼樣的影響？以下我想分享個人的看法，並且大膽地對未來提出想像。

我們生活的時代，從食衣住行到放眼望去週遭的一切，大多是工業革命之後的產物。想像一下工業革命前的生活——糧食產量不足，取得不易且價格昂貴。你可能要趕大半天的馬車，才能帶著自家釀造的紅酒到市集上交換生活必需品。交通不發達，知識與訊息的傳遞非常緩慢，更不要說醫療的資源是多麼地匱乏稀缺了。

現代醫學，或是大家習慣稱之為「西醫」，其實也是工業革命之後的產物。好比說自來水管的鋪設、衛生下水道的建構，大大地提升了公共衛生水準，減少疾病的傳遞機會。抽血、X光、核磁造影、超音波等各項檢查，疫苗的普及、新式藥物的開發……無一不是工業革命帶來的紅利。

就講娛樂好了。現在，你只要花幾百塊錢，就可以看到史詩級、大卡司的電影，原因何在？雖然一部電影拍下來要花好幾億美金，但透過現代科技，就能夠將影像傳送到世界的各個角落，提供給無數的觀眾一起欣賞。

我們想像一下，在攝影機、留聲機發明之前的年代，再怎麼華麗的舞台，最多只能容納幾千個群眾，就算這些觀眾肯花大錢，也不可能撐起好萊塢任何一部電影的預算。姑且不論一位歌劇名伶和好萊塢巨星的演技高下，好萊塢巨星的片酬，絕對不是歌劇名伶可以匹敵的。原因很簡單，拜工業化之賜，創造出來的市場規模天差地遠。

反觀醫療，尤其是中醫，卻不是如此。傳統中醫的經營模式千古不變，始終維持著工業革命前的型態。我有一位老病號是頗具盛名的相聲藝術家，有一次他對我說：「杜醫師，我以前都去看某某老醫師，我覺得他的收費很貴。自從我來你這裡看，你收的錢只有他的一半不到，但我感受到的療效甚至更好。」

我回答他說：「我這麼說吧。你一場表演，再怎麼陽春，觀眾至少幾百個，但我們這一行不是的，單位時間裡，一個醫師就只能看一位病患。每當你上台的時候，幕後還有其他工作人員負責聲光音效。醫師也是一樣，當他幫你看診的時候，花費的不只是他個人的時間，還包括櫃檯小姐、藥師、護理師等人的時間成本。試想，如果你今天只針對一個觀眾做一場表演，十分鐘就好，你覺得你會收他多少錢？

「您剛剛說的那位老中醫，是我們這個行業裡面最頂尖的人物。如果拿演藝圈做例子，當一個人可以混到天王巨星的等級，你認為要請他來唱一首歌幫你過生日，需要給多少酬勞？說到療效，感謝你對我的肯定。這就像你誇讚我的歌喉不輸給劉德華，收費卻相對便宜一樣。但我心裡清楚，我和劉德華完全是不同等級的人物。」

實證醫學中醫難

受惠於工業化，便捷而廉價的生活設施讓人們感到「理所當然」，放在醫療文化也是如此，人們永遠希望追求更高的品質，付出更低廉的價格。基於這樣的理念，從一九七〇年代萌芽，到一九九六年確認的「實證醫學」（Evidence Based Medicine，簡稱ＥＢＭ），使得百家爭鳴的醫學潮流從此定於一尊。

實證醫學具體的操作原則是「透過搜尋文獻證據，使用流行病學和統計學的方法來進行評判，並將有效、可信，而且具有臨床重要性的最佳文獻證據，應用於臨床工作中，以期病人能獲得最佳的照顧。」簡單來說，實證醫學的目的，就是藉由整合文獻證據，從診斷到治療，將醫療標準化，以提高效率並節省成本。

近三十年來，西方醫學如火如荼地進行實證醫學革命，舉凡任何醫學討論皆以「是否符合ＥＢＭ」來作為評判的準則。而台灣中醫界感受到這股潮流，也開始往實證醫學靠攏。

中醫表面看似朝著正確的方向前進，但為什麼實證醫學套用在中醫身上，卻發生水土不服的情況呢？

在西方醫學的系統裡，器官的位置、生理功能的運作和病理的發展等等，可以說是從解剖學開始。不同於西方，傳統中醫的五臟六腑，指的並不是解剖學上的臟腑，而是一種抽象、哲學性的概念。好比說，當一個人被激怒，腎上腺素分泌，血管擴張臉部潮紅，我們會說這是動了「肝火」；而當一個人感受到性興奮，正腎上腺素分泌，同樣是血管擴張臉部潮紅，我們卻說這是「腎火」。可見得，即使是相同的生理機轉，不同的情緒反應，在傳統中醫就歸屬在不同的臟腑。

五臟六腑的系統在傳統醫學裡，稱作「藏象學說」。「藏象」一詞，首見於《素問・六節藏象論》，藏，指的是隱藏於體內的臟器，而象，則有兩個意義。其一，指的是臟腑的解剖形態，好比說「心象尖圓，形如蓮花」；其二，是指臟腑的生理病理表現於外的徵象。

二〇〇三年，對岸的知名學者黃煌教授應邀來台講學。當時，黃教授曾經在台上說過，中國政府為了推動中醫現代化，曾經召集全國人力，整理歸納歷代典籍，想要對「藏象學說」做出統一的定義。耗盡十年的歲月，最後得到的結論卻是「這是一場看不到盡頭的長征」。試想，如果連五臟六腑的生理功能都不能有個一致的說法，又要如何為辨證論治的傳統訂出一套標準呢？

實證醫學目前在台灣中醫界的發展，大概是透過健保資料庫的統計分析，例如更年期障礙，最多醫師開加味逍遙散；痛經，最常被使用的方劑是當歸芍藥散……歸納出最多醫師採用的治療方式來當作指引。這樣的做法就好比說，根據統計，大部分的女孩子都喜歡吃甜食，所以，如果你想要送禮物給心儀的對象，送某店家的巧克力捲，一定可以打動她的芳心。

但真的是這樣嗎？你怎麼能確定，你心儀的女孩也喜歡甜食？一如我經常說的：「人是最複雜的動物。」我想，醫療的本質，原本就要因人而異，不應該如此粗糙。藏象學說無法統一，辨證論治也不能標準化，連實證醫學都走上錯誤的方向。難道說，傳統中醫就無法繼續發展，注定要被時代淘汰了嗎？我的看法剛好相反，對於中醫的未來，我反倒是樂觀的。

AI取代不了中醫

我今年即將步入五十歲，在我這一代，看到了網際網路的發展對我們的生活帶來改變。我認識一位已退休的貿易商曾經和我說過：「以前的生意真的很好做。當我知道甲方需要什麼東西，乙方的工廠可以生產他要的產品，我只要靠著一支電話做中間人，雙方就很滿意我的服務。然而現在的時代不同了。當你需要一個東西，你甚至講不出它的名字，但只要上網搜尋，什麼情報都有，甚至連價格都是透明的，你完全無法藉由資訊不對等來賺取利差。」

網際網路的影響還不只如此。曾經有朋友開玩笑說，他甚至懷疑ＡＩ（artificial intelligence）在監聽他的電話。因為他才在電話中和朋友討論哪裡有好吃的巧克力蛋糕，十分鐘之後他打開社群網站，馬上出現一堆巧克力蛋糕的廣告。有人說，大數據、人工智能的發展實在太快了，未來的醫學，很有可能會被ＡＩ取代。或許在我們有生之年，將會看到一半的醫師失業也說不定。

如果你問我，ＡＩ會不會取代醫師的角色，改變未來的醫療生態？

我會告訴你，在西醫，或許是。但在中醫，肯定不會。

記得有一次，我和一位命理大師閒聊。因為那是很熟的朋友，我當時很不客氣地問他：「隨著科學的進展，你會不會擔心有一天，你賴以維生的技能被時代潮流淘汰？」

命理大師笑著和我說：「只要人們繼續對未來感到焦慮，就持續有算命的需求，我從來沒有擔心過這件事情。你或許可以對ＡＩ餵養大量的知識與經驗，可以讓電腦藉由大數據分析各種可能的情況。但你別忘了，人是變動的。就算我們撇去命理上玄學的成分，單純就心理學層面給客人指點迷津，個案的背景不同、財力不同，面對問題的選擇就不會相同。並不是說多數人怎麼做，我就怎麼做。用大數據來處理人間事，其實沒有多大的意義。」

聽了大師這一席話，讓我想起一個例子。大家應該都喝過可口可樂吧。可口可樂是個百年品牌，銷售量極廣，我猜想沒有人不知道可樂的滋味。記得從前我買過幾本旅遊手冊，書上甚至用可口可樂的價格來描述當地的物價水準。

那麼，你還記得上一次喝可樂是什麼時候嗎？你是在什麼情況之下購買可樂的呢？

全世界不論哪裡賣的可樂都是一樣的味道，且幾十年不變。很難想像如此膾炙人口的商品，總公司還是僱用了專業的行銷團隊。而行銷專家每天的工作，就是研究要如何不斷地改變可樂擺放在賣場的位置。要把可樂放在什麼商品隔壁？大瓶裝和小瓶裝應該放在哪裡？今天放在貨架上，明天搬下來改成堆在走道，行銷團隊就是每天下決策，做這些看似不起眼的小動作來維持品牌穩居飲料界龍頭的地位。

每天做一點改變到底有沒有成效？看銷售報表就能反映一切狀況。如果銷售量下滑卻提不出策略改善，行銷團隊肯定馬上被撤換。反過來說，賣可樂都賣一百多年了，累積的經驗肯定非常豐富。既然如此，為什麼還要聘僱行銷團隊？難道不能由ＡＩ來取代嗎？我想，可口可樂的董事會一定比你我還要會算這筆帳。事實證明，行銷團隊還是有其坐領高薪不可取代的地位。

中國傾全國之力，搞了十年，結果連最基礎的藏象學說都沒有辦法得到一個統一的說法。在這種情況之下，給電腦餵養越多的訊息，只是讓ＡＩ更加混亂而已。因此，我非常確定，ＡＩ絕對無法取代傳統中醫的角色。

急於套招轉眼空

曾有學弟妹向我抱怨，他上班的時候，一個病患只要看超過六分鐘，行政主管就會打電話進來警告，開會時還會被提出來檢討。我和學弟妹說：「行政主管是要承擔營運績效的。你每看一位病患，健保局就只給兩百多塊錢。這筆錢還得負擔店租、人事與所有的雜支。所以，你一個病患看超過六分鐘，老闆就賠錢了，這也是沒辦法的事情。既然你有這個心，何不乾脆跳脫健保的框架，就能好好看、認真看。」

公元二千年，台灣民眾的中醫使用率為百分之三十二，二十年後的今天，中醫使用率卻降到百分之二十七，是什麼原因導致使用率逐年下滑？我想，療效不佳讓民眾失去對中醫的信心，或許是最大的關鍵。這些年來，許多先進嘗試將實證醫學移植到中醫身上，最後還是不免失敗。畢竟，人腦快不過電腦，電腦可以藉由大數據提供你立即的解答，成本肯定比人力低廉。但古人有云「醫者意也」，你絕對不可能將中醫的學理簡化，妄想透過套招的方式，同時還能取得療效。

老一輩的醫師經常感嘆，年輕醫師太過強調影像與數據，許多接觸病人的臨床手感逐漸失傳。如果你問我，對於未來的醫療生態有什麼看法，我會建議大家，讓一切回歸傳統吧。不要只想降低成本，一味地追求速成，而是應該回歸到辨證論治的系統，提供病患差異性的醫療才是生存之道。中醫既然是經驗醫學，唯有回到傳統路線，才能像可口可樂的行銷團隊一樣，用療效、用銷售量來證明你存在的價值。

第六章　醫療烏托邦

理想與現實的差距

俗話說「人類是經濟的動物」，我們經常可以在新聞媒體上看到某個店家宣布發放免費餐飲，不論食物美味與否，立刻引來大排長龍的人潮。等到餐點發放完畢，一切回歸到市場機制，將本求利之下，店家還能不能順利經營，就只能各憑本事了。再好比說，為了讓生態環境永續經營，我們都希望能夠使用乾淨的能源，可是如果乾淨無污染的能源取得成本過於高昂，迫於現實也只好放棄。

有一次，新陳代謝科黃峻偉醫師私下和我聊到一件事。他說：「曾經有學界大老發現我的遠距離血糖監測成效很好，建議我去申請專案研究計畫，肯定能夠寫出重要的學術論文，得到很高的積分。我當時婉拒的原因是，如果我拿公家的錢來做研究，對病患而言畢竟是免費的服務，哪怕只有些微的成效，病患的滿意度一定很高，研究報告當然會很好看。一旦計畫終止之後，你要這些病患花自己的錢繼續採用遠距醫療來控制血糖，多數的人肯定不願意接受。既然如此，我寧願一開始辛苦一點，至少必須證明遠距醫療可以在商業模式下運作，做出來的成果才有意義。」

台灣的醫學教育有個很特殊的現象。學生時代，我們習慣將生命與健康視為最高貴的價值，學校從來不教任何有關經濟學的概念。等到學生畢業之後步入臨床，開始接受現實的洗禮，處處受限之下，才發現到理想與現實之間的差距。以下我要說的，是一個憑藉熱情、不計成本，宛如烏托邦的醫療案例。

這件事發生在好幾年前，禾馨婦幼診所在當時還沒有專職的新陳代謝科醫師。我所遇到的個案是一位三十三歲的孕婦，在孕前就有糖尿病病史。由於她的血糖數值控制不良，雖然每天施打兩支胰島素，糖化血色素（HbA1c）仍舊高達百分之十。不同於一般妊娠糖尿病的案例，林冠宏醫師在產檢時發現她的胎兒成長進度明顯落後，孕婦同時合併妊娠蕁麻疹與水腫症狀。於是我們在她懷孕十六週時，幫她安排了中西醫聯合會診。

從生理病理學的角度來看，女性在懷孕時期，身體對於碳水化合物的代謝之所以產生變化，主要的原因是孕期體內胰島素分解酵素的活性增加，再加上血中胎盤泌乳素（Human placental lactogen，簡稱ＨＰＬ）的分泌增加，腎上腺皮質素（Cortisol）、糖原質分解因子（Glucagon）隨之增加，因而產生了顯著的胰島素拮抗作用，使得人體對於胰島素的需求量增大。妊娠糖尿病可能會造成的合併症包括羊水過多、酮酸中毒、難產、妊娠高血壓、水腫、急性腎盂腎炎等等，早產的機率也會提高許多。

當天會診完之後，我開了以下這張處方，共計二十帖中藥，請孕婦一天服藥一帖，連續服藥二十天。

處方用藥

生黃耆 八錢	肥知母 三錢	川石斛 三錢
炒白朮 二錢	粉丹皮 二錢	菟絲子 三錢
黃芩 三錢	天麥冬各三錢	蛤蚧 半只

細生地 四錢（砂仁拌）	澤瀉 四錢
蘆根 三錢	石膏 三錢
廣陳皮 錢半	紫蘇梗 三錢
苡米仁 三錢	生白芍 二錢

很幸運地，孕婦開始服藥一週之後，血糖數值始終非常穩定，即使吃完一大碗飯，飯後血糖仍然維持在 130mg/dl 左右。二十天的中藥服用完畢，孕婦詢問是否還需要回診或是繼續服藥？經過思考之後，我請孕婦暫且不要回診，我們可以再觀察看看。果然，停用中藥之後，孕婦的血糖又開始緩慢攀升，但還在可以控制的範圍，就這樣一路撐到生產。

這個案例特別的地方在哪裡？

面對妊娠糖尿病，如果一天打兩支胰島素還壓不下來，增加胰島素的劑量確實是個好辦法。要這樣打，當然是可以。問題是，誰都不敢在沒有監控的情況下開大劑量的胰島素讓孕婦拿回家自己施打，畢竟，你不知道她什麼時候會突然發生低血糖休克。為了避免孕婦酮酸中毒或併發其他風險，通常的做法是將個案收進來住院治療。

所謂醫者父母心，我們當然會思考，除了要求孕婦住院臥床直到生產，難道沒有其他的辦法可以幫助她嗎？有沒有機會除了可以控制孕婦血糖之外，又能解決胎兒發育遲緩的問題，同時兼顧蕁麻疹、水腫等孕期不適的症狀呢？為了通盤考量整體的狀況，我安排了中西醫聯合會診。然而，理想雖然美好，執行上卻是困難重重，其中的問題出在哪裡呢？

醫療經濟學的困境

根據經濟學原理「天下沒有白吃的午餐」，首先，我們分析一下醫院方面的成本。中西醫特約門診的掛號費為兩千元。院方拿一千，我和林醫師各分五百元。站在院方的角度，禾馨民權婦幼診所七樓櫃台配置了四位護理師，假設一位護理師的時薪三百元，顯然對院方而言，收一千塊錢完全是入不敷出的情況。既不足以負擔人事成本，更遑論門診空間的租金、使用成本，以及稅金支出。

對我而言，坐計程車去內湖，單趟車程約半小時，來回總共耗費一個小時，車費將近六百元。門診當天，我提早一小時抵達內湖，先和林醫師討論個案的病情，推演整個狀況。等孕婦過來，我們又看了四十分鐘，加上交通時間，我總共花掉三小時。五百塊錢的診療費，連車錢都不夠支付，當然也沒有獲利可言。

對林醫師而言，婦產科醫師例行性的產檢，平均一位孕婦看診五分鐘，健保署的給付雖然不高，但也足以維持生活開銷。如果不是基於對病患的關懷、對中醫的信心與熱愛，天底下沒有任何醫師會為了五百塊錢去找個中醫師開一小時的討論會，然後再花四十分鐘共同會診這位孕婦。

對於個案而言，這筆醫療費用更是沉重的負擔。病患先是花兩千元掛號，看完診又拿了二十天的中藥，一帖藥三百五十元，二十帖中藥合計七千元。試想一下，當你的親朋好友告訴你，他去哪裡看醫生，拿了二十天的藥，總共花了九千塊錢。請問你聽了之後會怎麼想？難道不會有人懷疑醫院在訛詐病患嗎？事實上，如果大家對中藥市場稍有了解，清楚「梧州蛤蚧」的行情，就會發現這張處方含代煎中藥、快遞運送，一帖藥收費三百五十元絲毫沒有利潤可言。可以想見，如果拿著這張處方自行找藥房購藥，花費肯定更加高昂。

妊娠糖尿病若是接受住院治療，健保有給付醫療費用。而自費看診畢竟所費不貲，孕婦願意接受中醫治療，唯一的好處是可以省去住院的不便，也不需要因為請假住院而影響工作。對我而言，會診這個案例不只是賠上時間，我真正擔心的是，萬一治療無效，林醫師今後恐怕不會再找我合作了。整體而言，最大的風險，其實是禾馨診所與林醫師共同承擔。高昂的自費醫療萬一效果不彰，院方與林醫師又該怎麼面對病患的質疑與批評？長久以來，中西醫整合醫療之所以如此困難，原因就是在此。

好幾次，我帶著羞赧的心情對蘇怡寧醫師說：「蘇醫師，謝謝你們對中醫的支持與信任。如果沒有你們的背書，許多傳統中醫的治療方式幾乎沒有機會被嘗試。但我真的對您感到很抱歉，您邀我來禾馨幫忙，即使已經收了那麼高昂的費用，我卻沒有幫醫院賺到錢。」蘇醫師總是笑著和我說：「唉，我們都相處那麼久了，你也知道，我們從來就不把賺錢擺在前面，我們是做氣質的，只要能讓病患得到最佳的醫療照護，賠錢都是小事。」實情確實是如此。這幾年來我們進行了許多中西醫整合醫療，真的是靠著病患的信任，加上蘇醫師、林醫師，以及其他許多醫師的幫忙，我們才能擺脫經濟學上的困境，實踐醫療烏托邦的夢想。

第五部

臨床病案理法方藥

第一章　醫者父母心

習慣性流產的十五次門診

執業這些年來，我經手過不少習慣性流產的案例。不過，脅迫性流產會不會演變到不可避免的流產，機率是一半一半，這表示，有一半的案例就算不去處理也能夠自癒。因此，即使我宣稱治療習慣性流產的成功率再怎麼高，依然沒有辦法排除「倖存者偏差」。唯有以下這個案例，呈現相對明顯的證據。

這個案例曾經生過一胎，後來連續流產五次，經過中醫調理，在第七次懷孕（生一胎、流產五次）後，終於喜獲麟兒。為了方便讀者閱讀，且容我先敘述整起事件的經過，最後再附上處方用藥。雖然說，舉孤證作為例子，在統計學上沒有任何意義。到底能不能用這個案例來支持中醫療效？這只能交由各位讀者自行評斷了。

▲一〇四年八月十七日／初診

三十二歲的女性，根據病史，在兩年前生過一胎，之後連續三次自然流產。最後一次流產日期是一〇四年七月二十六日。個案於門診當天主訴精神不濟，很容易累，眠淺多夢、食慾不振、體重減輕。診斷後，給藥七天，並建議個案於下次月經結束後回診，做備孕調理。

▲一〇四年九月七日／二診

個案主訴八月二十八日月經來潮。診斷後我給藥十二帖，建議個案每週吃四天藥，共計給藥三週，在預期月經來潮之前把藥吃完。個案決定先拿一個禮拜，四帖中藥，嘗試看看。

▲一〇四年十二月十四日／三診

個案主訴十二月八日月經來潮，我沿用上次（九月七日）的處方，建議個案每週任選四天吃藥，連續吃三週。並且囑咐「月經來潮」或是「驗到有孕」立即回診。這次個案接受建議，拿藥十二帖。

▲一〇五年二月十八日／四診

個案主訴上次服用中藥後懷孕了（最後一次月經〔LMP〕：一〇四年十二月八日），但前幾天妊娠八週胎兒心跳又沒了，預計隔天（二月十九日）引產。希望我開藥給她，以利術後恢復。

我說：「妳這樣已經是第四次流產了。我上次不是告訴過妳，驗到有孕之後趕快來找我幫妳安胎嗎？為什麼沒有回診？」

個案：「我是在想，都懷孕了，最好不要吃中藥，以免影響胎兒。」

我：「小姐，妳都敢吃中藥調孕了，為什麼還會擔心中藥對胎兒不利？」

▲一〇五年四月十一日／五診

個案主訴近日鼻過敏症狀加劇，皮膚起蕁麻疹、全身癢，食慾不振，咽乾、口臭。這次的處置因為和流產無關，處方姑且略去。

▲一〇五年六月六日／六診

個案主訴五月三十日月經來潮，希望我開備孕處方。

▲一〇五年八月三日／七診

個案主訴七月二十九日月經來潮，我沿用上次處方修改三味藥，再給藥一個月。

▲一〇六年九月十八日／八診

距離上次門診，間隔一年多。

個案表示：「去年八月，那一次吃完藥之後有懷孕，後來又流掉了。我想說我的體質要懷孕應該不難，所以決定自己試看看。結果試了一整年都沒中，所以我今天又過來找你……」

我：「這樣已經第五次流產了！我不是跟妳說了嗎？驗到有孕，請妳趕快回來。為什麼妳不肯接受我的建議？」

個案：「我婆婆就很反對我吃中藥，怕吃中藥會生出畸形兒。」

我：「我記得妳婆婆去年有讓我看過。當時她腰椎長骨刺，我兩個月就把她看好了不是嗎？」

個案：「對啊。但是因為你的藥太有效了，我婆婆認為你一定有偷摻西藥，所以叫我不要給你看。」

聽她這麼說，我有點不太高興，接著說：「如果吃西藥可以治好妳婆婆的骨刺，那也輪不到我來看。好，那妳都流產四次了，去年驗到有孕，然後開始出血，妳難道都不會害怕嗎？」

個案：「我都有照醫生的指示吃黃體素，也有臥床休息。醫生說什麼我就照著做，難道不對嗎？」

我：「小姐。妳又不是黃體不足導致流產，話說回來，如果吃黃體素有效，妳也不會流產五次。經過那麼多次，妳難道不會想要嘗試換個方法？再來，妳看這裡。」我翻開《當代婦產科學概論》指給她看，「『臥床休息不能影響病程』，這是教科書上寫的，不是我自己瞎掰的。」

▲一〇六年十二月十一日／九診

個案主訴十二月七日月經來潮。我根據病患狀況，重新開一個月的中藥幫她調孕。

▲一〇七年一月十二日／十診

個案主訴，上個月的藥吃完以後，前兩天驗到懷孕，目前妊娠五週。近日頭痛，鼻涕倒流。陰道分泌物很多，陰部搔癢。我給藥七天，請個案下週務必回診。

▲一〇七年二月五日／十一診

一見到個案，我趕緊問她：「現在情況怎麼樣了？我一月十二日的時候，不是有交待要妳回診嗎？怎麼現在才來？」

個案說：「我去產檢的時候有問醫生，醫生叫我不要吃中藥。我之前也都好好的，沒有怎麼樣，我就聽醫生的。可是，上個禮拜又出血了，昨天開始出血量變多，肚子有點痛，很像之前快要流產的情況，所以我趕快來找你……」

我嘆了一口氣，壓低音量說：「我、跟、妳、說、過、多、少、次、了……為什麼妳不肯相信我？」

個案：「我就是相信你，所以才會回來找你啊……」

我：「妳在哪一家醫院產檢？我幫妳轉去禾馨。」

個案：「不行啦。我婆婆叫我一定要在〇〇醫院看，我不能去禾馨啦。」

我：「好吧，我也不能說什麼了。我先和妳講好，如果妳要我介入，這一次，就照我的意思做。OK？」

個案：「好啦，我都聽你的。不過，我跟你說，我不能被我老公還有婆婆看到我偷吃中藥，所以要請你把中藥寄到辦公室給我。農曆年期間，還有平常的周末假日我都沒辦法吃藥。這樣子可以嗎？」

我又好氣又好笑：「唉，我只能說，我盡力。」

接下來的日子，我又看了四次，分別是二月十二日、三月十九日、三月二十六日，四月十四日。最後一次看診的時候（四月十四日），我對她說：「今天我再開十帖藥給妳，吃完之後差不多二十週了。妳總算安全了，先跟妳說聲恭喜。如果沒有意外的話，我希望我們這輩子不要再見面了。」

一〇七年十月某日，我收到這位小姐送來的彌月蛋糕，當下只能用五味雜陳來說明我的心情。以上，是我對照病歷還原整件事情的經過。

或許是因為年輕氣盛，從前我遇到人家不信中醫、批評中醫，難免會動怒，總覺得似乎要做點什麼事情來證明，才能替中醫爭一口氣。不過，這兩三年來，經歷的事情多了，我反倒沒有年輕時的氣燄。

有一次，有個來跟診的學妹問我：「學長。剛剛那個病患講成那樣，為什麼你都不會生氣？」我回答她：「當妳心裡知道，妳可能是這個世界上僅剩的極少數，或許有機會可以救她的人，為她擔憂都來不及了，怎麼還會生氣。」

處方用藥

一〇四年八月十七日／初診

人很累，鼻過敏，不時流鼻水。眠淺多夢。食慾不振，體重減輕。舌紅苔薄白，脈沉細澀。診斷爲慢性疲勞症候群。

路黨參 五錢	川芎 一錢	丹皮二錢丹參三錢
川杜仲 三錢	廣陳皮 二錢	金釵斛 三錢
敗龜板 三錢	白朮芍各錢半	柏子仁 三錢
	全當歸 二錢	杞菊各二錢
	茯神苓各三錢	黃芩 二錢
	炙內金 三錢	炒穀芽 三錢

給藥七帖。每日服藥一帖。一日服藥兩次，早晚溫服。

一〇四年九月七日／二診

服上藥，精神睡眠俱佳，欲調孕。舌紅苔薄白，脈沉細。

一〇四年十二月十四日／三診

欲調孕。LMP十二月七日，二診、三診處方相同如下所示。

路黨參　五錢　川芎　錢半　丹皮二錢丹參三錢

全當歸　二錢　陳皮枳殼各錢半　紫石英　三錢

川杜仲　三錢　白朮芍各錢半　炒麥芽　四錢

天麥冬各二錢　淡蓯蓉　三錢

菟絲子　三錢　巴戟天　三錢

生羊藿 三錢　杞菊各二錢

九月七日，給藥四帖。十二月十四日，給藥十二帖。每週任選四天服藥，共計三週。

一〇五年二月十八日／四診

服上藥有孕，LMP一〇四年十二月七日。主訴妊娠八週，胎兒無心跳。預計明天（二月十九日）手術引產，擬開術後調理方。症狀：貧血，眩暈，胸悶脹，腰痠痛。腹脹消化不良。口乾渴引飲。舌紅苔薄白，脈沉澀。

白高麗參二錢　天麥冬各三錢　炒麥芽 三錢

全當歸 二錢　廣陳皮 二錢　川杜仲 三錢

細生地 二錢（砂仁拌）　白朮芍各二錢　川續斷 二錢

金釵斛 三錢　阿膠珠 二錢

茯神 四錢　生甘草 一錢

川黃柏 二錢　黃精 三錢

給藥十五帖。自手術後第六天開始，每日服藥一帖，連服十五日。

一〇五年六月六日／六診

月經量少，月經週期規則，LMP五月三十日。上回妊娠期S蛋白偏低，疑似免疫因素造成流產。舌紅苔薄白，脈細澀。

路黨參 五錢　川芎 錢半　茯神苓各三錢

炙黃耆 四錢　白朮芍各二錢　合歡皮 三錢

全當歸 二錢　雞血藤 三錢　細生地 四錢（砂仁拌）

女貞子 三錢　陳皮枳殼各錢半

紫石英 三錢　炒麥芽 四錢

炙內金 三錢　淡蓯蓉 三錢

菟絲子 三錢　陳阿膠錢半（烊化）

給藥十二帖。每週任選四天服藥。一日服藥兩次，早晚溫服。

一〇五年八月三日／七診

月經週期規則，LMP七月二十九日，服上藥月經量增多，經期六日，少量血塊。經來口渴，腰痠。

依照原處方，去合歡皮、雞內金、陳阿膠。加川續斷二錢、蘆根三錢、丹皮丹參各二錢。給藥十二帖。

一〇六年九月十八日／八診

LMP九月四日，經前胸脹、怕冷，經來腰痠便溏，消化不良、腹脹氣，食慾不振。

舌紅苔薄白，脈浮細。

路黨參 五錢　川芎 一錢　白朮芍各二錢
全當歸 二錢　茯神苓各三錢　熟地 三錢（砂仁拌）
川杜仲 三錢　炙內金 三錢　陳皮枳殼各錢半
淡蓯蓉 三錢　菟絲子 三錢
巴戟天 三錢　生羊藿 三錢
製香附 錢半　川鬱金 錢半

給藥十帖。每日服一帖。一日服藥兩次，早晚溫服。

一〇六年十二月十一日／九診

LMP 十二月七日，PMP（前次月經）十一月六日。經前胸脹，食慾不振，消化不良。基礎體溫攀升很慢，高溫期九天。舌紅苔薄白，脈浮細。

路黨參 五錢　川芎 錢半　生甘草 一錢
炙黃耆 三錢　紫石英 三錢　白朮芍各二錢
全當歸 二錢　炒麥芽 四錢　陳皮枳殼各錢半
淡蓯蓉 三錢　菟絲子 三錢
巴戟天 三錢　生羊藿 三錢
川黃柏 三錢　佛手 二錢
女貞子 三錢　旱蓮草 三錢

給藥十二帖。每週任選四天服藥。一日服藥兩次，早晚溫服。

一〇七年一月十二日/十診

剛驗到懷孕，LMP十二月七日，目前妊娠五週。頭痛，鼻過敏、鼻涕倒流。帶下色黃量多，陰部搔癢。舌紅苔薄白，脈弦細。

西洋參 二錢　川黃柏 二錢　川續斷 二錢

炒歸身 二錢　雞冠花 三錢　白朮芍各二錢

川杜仲 三錢　茯神苓各三錢　鉤藤 三錢後下

川天麻 三錢　薤白 二錢

淡蓯蓉 三錢　菟絲子 三錢

紫蘇梗 三錢　桑寄生 三錢

給藥七帖。每日服一帖。每日服藥兩次，早晚溫服。

一○七年二月五日/十一診

LMP十二月七日，妊娠八週十四天，陰道出血約一週，昨天開始出血量增多，色紅夾帶血塊。胸悶、腹痛。口乾渴，口苦口臭。舌紅苔薄白，脈弦細數。

白高麗參三錢　阿膠珠　三錢　廣陳皮　二錢

炒歸身　二錢　桑寄生　三錢　紫蘇梗　三錢

川杜仲　三錢　川續斷　二錢　柴胡　錢半

白朮芍各二錢　炙黑草　錢半

菟絲子　三錢　仙鶴草　三錢

黃芩　二錢　細生地　二錢（砂仁拌）

苧麻根　三錢　蘆根　三錢

給藥七帖。每日服藥一帖。一日服兩次，早晚溫服。

一〇七年二月十二日／十二診

服藥後，陰道已經沒有出血，肚子也不痛。近日睡眠差，頻尿。故將原處方稍加修改。舌紅苔薄白，脈浮數。

西洋參 二錢　阿膠珠 三錢　廣陳皮 二錢
炒歸身 二錢　桑寄生 三錢　紫蘇梗 三錢
川杜仲 三錢　川續斷 二錢　炒天冬 三錢
白朮芍各二錢　薑竹茹 三錢
菟絲子 三錢　茯神 四錢
黃芩 二錢　細生地 二錢（砂仁拌）
酸棗仁 三錢　覆盆子 三錢

二月十二日，給藥十四帖。同處方，三月十九日，給藥七帖；三月二十六日，再給藥七帖。

一〇七年四月十四日/十五診

妊娠十七週，下肢水腫，失眠、難入眠。

西洋參 二錢　炒白朮芍各二錢　苧麻根 三錢
生黃耆 三錢　細生地 三錢（砂仁拌）　酸棗仁 三錢
粉防己 二錢　茯神苓各三錢　柏子仁 三錢
紫蘇梗 三錢　黃芩 二錢
川杜仲 三錢　桑寄生 三錢
菟絲子 三錢　川續斷 二錢

給藥十帖。間隔一日服藥一帖。一日服藥兩次，早晚溫服。

上述這個習慣性流產的案例，我前後一共看了十五診。每當個案順利懷孕之後，總是不免遇到各種理由（懷孕不敢吃中藥、家人反對、怕小孩畸形、產檢醫師叫她不要吃中藥），以致前功盡棄。最後，在百般無奈之下，才勉強接受中醫治療，總算讓事情圓滿落幕。

第二章

我的專長不孕症

中西醫整合有待努力

不孕症是我日常門診中病患比例最高的項目。首先，我要和各位讀者傳達一個概念。所謂的不孕症並不代表「完全無法生育」，而是「不容易受孕」。在台灣，不孕症的發生率約為百分之十五，也就是說，平均每七對夫妻，就有一對飽受不孕症的困擾。對大多數的人而言，懷孕是一件輕而易舉的事情，很難體會不容易受孕的人在這條路途上的艱辛。

當代的不孕症治療皆以西醫為主流。或許有人倡議「中西醫整合」會是未來的趨勢，但為什麼長久以來窒礙難行？問題出在哪裡？

假設，你問西醫不孕症專科醫師，我可以吃蘋果嗎？我想，應該沒有人會反對。但是，當你問，我可以吃中藥嗎？我猜有一半以上的機率會被醫師罵，叫你不要亂吃。吃蘋果和吃中藥為什麼落差這麼大？不是中藥沒有療效，而是中藥的療效不受試管醫師控制。不孕症的療程所費不貲，幫你做試管的醫師必須對成敗負責，從這個角度上來看，盡量避免其他無謂的干擾，確實有一定的道理。

大致上，西醫不孕症專科醫師對於中醫藥介入的態度分成兩派。有一派認為，不孕症病患在兩次的療程之間，常常會覺得很累、覺得虛，因此贊成這個時候可以吃點中藥「調養」。不過一旦下個療程開始進行，就應該避免中藥的干擾；另一派的醫師對於中醫藥，則是自始至終抱持反對的態度。

即便不孕專科醫師對中醫藥抱持完全反對的態度，我也認為無可厚非，畢竟不論哪一派的不孕科醫師，應該都吃過不少中醫藥的虧。為什麼我會這麼說呢？

這要從歷史因素講起。我們想像一下，在過去的農業社會，增加人口等於增加勞動力。女生通常十五歲就嫁到夫家。如果嫁過去五年了還沒有生育，夫家就會開始著急，認為需要看醫生。所以說，在過去的時代，女性不孕症的族群可能只有二十來歲。而不孕的原因，常常是因為物質營養條件缺乏，導致第二性徵發育不良。這種情況，只要給她補氣補血補腎，就有很大的比例自然受孕。

基於這樣的傳統，我們常常聽人家說，她去看中醫，醫師脈一把，就說她子宮太寒。如果我們稍加思考，現代的不孕症患者普遍都是高齡族群，高齡女性的生殖機能會衰退，而機能衰退之後表現寒證，確實是需要滋補沒錯，但是，高齡女性的機能衰退和年輕族群的發育不良，補法可以一概而論嗎？

再者，如果是骨盆腔沾粘、輸卵管阻塞等等，屬於「發炎」的狀況，至於子宮內膜異位症、子宮肌腺症等等，則屬於「血瘀」的問題，怎麼還會是「子宮寒」呢？一味蠻補，難道不會火上加油嗎？

根據我過去和幾位西醫不孕專科醫師交流的經驗，他們常常遇到不孕症療程中的個案，不曉得吃了什麼補品，到了約定取卵的日子，不是卵過熟品質不佳，就是提早排掉結果取不到卵。種種不愉快的經驗，讓這些醫師對於中醫藥的介入敬謝不敏，當然更談不上什麼合作了。

原因不明的不孕

「原因不明的不孕」，這個族群大約占不孕症人口比例的百分之二十。她們的共同特徵是，月經週期規則，卵巢功能正常，AMH（抗穆勒氏管荷爾蒙）數值介於二～六。兩側輸卵管暢通，沒有慢性骨盆腔炎。既沒有子宮內膜異位症、子宮肌腺症，子宮也沒有長息肉或其他構造問題。努力了很久，卻依然不會懷孕，西醫歸類在「原因不明的不孕症」。

針對這個族群，現代醫學推測認為，有可能是子宮頸發炎不利精子穿透、輸卵管功能不佳、黃體不足不利著床，甚至是精卵互相排斥等等原因。建議的做法是採用人工生殖（Intrauterine insemination，簡稱IUI）的方式，靠著藥物和針劑促進卵泡成熟與排卵，然後在排卵期將先生的精液濃縮之後注入太太的子宮內，並且補充黃體素來幫助著床。成功受孕的機率，約為百分之十五。

原因不明的不孕，恰巧是傳統中醫的強項。對於人體的生理病理，傳統醫學用「陰陽、表裡、虛實、寒熱」這八個綱目來統括。「寒者溫之，熱者寒之」，這句話言簡意賅卻饒富深意，所謂的寒熱，不能望文生義，單純地以為只是描述溫度高低。中文的辭語很妙，不論是內在因素或外來疾病造成卵巢子宮循環太差、功能不佳，古人用一個「寒」字來概述，功能太過、發炎反應……皆用一個「熱」字簡單帶過。此外，風、寒、暑、濕、燥、火，六淫之氣侵襲人體對於臟腑造成的影響，又有「六氣皆從火化」一說，寒熱之間是會互相轉化的。根據我的臨床經驗，傳統中醫的精髓，說穿了就是辨明寒熱。臨床功夫的高下，在於能否根據病患的體質細膩地調節陰陽。

因此，常常遇到有人問我，說她在網路上查到，或是聽隔壁鄰居阿姨報她吃哪一帖藥，聽說這帖藥可以滋補卵巢子宮，誰誰誰吃了之後連生好幾胎等等，我一概斥為無知妄說。每一個人都是不同的個體，絕對沒有一張處方適用所有的人這種事情。每一個人的體感溫度不盡相同，一樣的天氣，衣服的穿搭人人不同；用藥的輕重必須因人而異，絕對沒有一體適用的道理。

我除了不相信「一張獨門秘方包生男生女」這種事情之外，在此，我也要針對當代中醫界的主流學說，不孕症「調週法」的治療方式，提出修正意見。

不同於主流學說的見解

大約在一九二六年左右，科學家開始討論下視丘與卵巢之間的內分泌素回饋現象，一九三一年分離出黃體化激素（LH）、濾泡刺激素（FSH），到了一九三六年合成人造雌激素，生殖內分泌學的進展一日千里，直到今天日趨完善。

說起當代中醫不孕症治療的主流思維，坊間中醫師多半承襲對岸知名學者夏桂成教授的「調週法」。夏教授立論的時間點，大約是在一九八〇至九〇年代，導入現代生殖內分泌學系統，套用太極圖詮釋女性月經週期，提出「心—腎—子宮軸」學說。

「調週法」學說，將女性的生理週期分成七個部分。現代生理學所稱的濾泡期，夏教授細分為行經期，經後初、中、末等四期。行經期屬於重陽必陰的轉化階段，以活血通經為治療原則。經後期直到排卵期，強調補養陰精為主，從以陰扶陰，隨著濾泡成熟逐步在處方佐以助陽藥物。經間排卵期補腎活血，重在促新以幫助排卵。而生理學所謂的黃體期，夏教授細分為經前前半，與經前後半兩期，將處方重點放在補腎助陽，扶助陽長，助陽理氣以幫助受精卵著床。

坦白說，我個人並不贊同夏教授的見解。

如果用陰陽互根、陰生陽長、陰陽轉化的太極圖，套入女性在月經週期基礎體溫的變化，我們可以看到濾泡期體溫偏低，接近排卵期的時候，雌激素達到一定血中濃度，對下視丘的正回饋促使FSH分泌，產生LH高峰而刺激排卵。從排卵後到下次月經來潮，由黃體分泌動情素與黃體素，維持基礎體溫處於高溫階段。

我們現在假設一種狀況：某位女性有規律的二十八天生理週期，其基礎體溫在濾泡期維持低溫，但直到月經第十八到二十天體溫才逐步升高。而且體溫攀升得很慢，花了四到五天的時間才爬到高溫，接著，只維持兩三天的高溫，溫度又掉了下來，而後月經來潮。

如果根據「調週法」學說，這是氣血活動欠佳，絪縕不足者，重在活血通絡，以促排卵。高溫期天數短，是明顯地腎陽不足，應該溫補腎陽。

但我個人的看法卻不是如此。如果一個人有規律的二十八天生理週期，但直到第十八至二十天體溫才逐步上升，這難道不是腎陰虛，卵泡成長速度過慢，以至於濾泡期延長嗎？體溫攀升緩慢，難道不是因為氣陰兩虛、氣滯血瘀，以至於陰陽轉化不利嗎？

陰生陽長，理論上有多少腎陰就應該轉化成多少腎陽。高溫期只維持兩三天，難道不是因為腎陰不足，轉化後呈現腎陽虛衰嗎？顯然，上述的狀況還是應該調補腎陰，不應該以腎陽虛論治。

那麼，哪一種狀況才能夠被診斷為腎陽不足呢？

假設，個案有規律的二十八天生理週期，到了理論上的排卵期（第十三至十四天）看到體溫攀升，而在黃體期的時候，體溫忽高忽低，上上下下徘徊直到月經來潮，這才是明顯的腎陽虛見證。

再假設一種狀況：某位女性有四十二天左右的規律週期，在第二十八天左右體溫開始攀升，高溫期維持十四天而後月經來潮。那麼，她是腎陰虛還是腎陽虛呢？

個人認為，只要體溫能出現明顯地高低溫落差（完美的狀況兩天內攀升〇・六度），高溫期可以穩定維持十四天（排卵後十四天月經來潮），那麼，她不需要刻意調經，自然能夠受孕。君不見，多得是「季經」（三個月一潮）的女性自然受孕，且連生三胎的案例。反過來的情況也是一樣，二十四天月經週期，第十天排卵，高溫期持續十四天，這也是符合自然的情況，不需要刻意將月經週期調整為二十八～三十天週期。

與時俱進之重要

基礎體溫的量測，可以提供許多證據作為臨床診斷參考。好比說有規律的月經，但一整個週期都呈現高溫，很顯然地，這是慢性盆腔炎、輸卵管沾黏水腫，或子宮肌腺症等等。發炎反應一定是「熱證」，必須使用清熱、活血、涼血、祛瘀、化痰、利濕、消腫等藥物，辨證施治。千萬不能用一句「子宮寒」帶過，當成虛證來處理，或是過於天真地想像，認為只要幫她「溫補子宮」，就能靠自癒力解決發炎的問題。

再好比多囊性卵巢症候群，基礎體溫一直處在低溫狀況，不只看不到排卵，甚至出現閉經的情況，但也不能單純視為陰虛、陽虛來處理。多囊性卵巢起因複雜，基礎體溫看不到陰陽轉化，有氣虛、有血瘀、有陰虛、陽虛、有氣滯血瘀，有痰濕、有相火妄動，總是多方原因互相糾纏，致使整個陰陽太極停滯不動。

有關陰陽水火理論，始於元代朱丹溪，到明代張景岳日趨成熟。誠然，善補陽者，陰中求陽；善補陰者，陽中求陰。臨床診斷首重辨證清晰，陰虛就是陰虛、陽虛就是陽虛，絕無理由一個人在濾泡期呈現陰虛體質，到了黃體期卻轉為陽虛體質。如果判定證屬陰虛，即使時間點在理論上的黃體期，也應該以養陰為主。辨證清楚而後審因用藥，絕對比這次補陰、下次助陽，亂槍打鳥似地開藥來得更有效率。

重新歸納本章節的結論。過去在農業時代，女生十五六歲就嫁到夫家。古書上記載的不孕症病患，年齡可能只有二十出頭，常常是因為物質營養條件缺乏、第二性徵發育不良導致不孕。現代人多半晚婚晚育，不孕症患者相較古時候普遍高齡，經上說「年四十而陰氣自半」，實為顛撲不破的道理。我始終認為，傳統醫學必須與時俱進，過去第二性徵發育不良的不孕，和現代高齡導致元陰虛損的不孕完全是兩回事，必須依據時代背景不同予以修正。

處方用藥

醫案一：原因不明不孕案例

三十一歲女性。月經週期規則，二十八至三十三天週期。三年來未曾受孕，婦產科檢查一切正常。經前頭痛。經期五天，經色紅，少量血塊。舌紅少苔邊有齒痕，脈浮細滑。

路黨參　五錢	全當歸　二錢	川天麻　三錢
川杜仲　三錢	川芎　錢半	紫石英　三錢
敗龜板　三錢	鉤藤　四錢後下	炒麥芽　四錢
炒白朮芍各二錢	茺蔚子　三錢	
陳皮枳殼各錢半	淡茯苓　三錢	
菟絲子　三錢	巴戟天　三錢	

初診給藥十二帖，於月經來潮後回診。二診時根據主訴，已無經前頭痛。觀其基礎體溫，排卵期升溫緩慢，高溫期天數不足。判斷證屬腎陰不足，排卵功能不佳。修改處方如下：

白高麗參二錢　川芎　錢半　天麥冬各三錢

全當歸　二錢　茺蔚子　三錢　炙黃耆　三錢

川杜仲　三錢　細生地　二錢（砂仁拌）　女貞子　三錢

紫石英　三錢　炒麥芽　三錢

陳皮枳殼各錢半　紫蘇梗　錢半

淡蓯蓉　三錢　菟絲子　三錢

巴戟天　三錢　生羊藿　三錢

二診給藥十帖，於經後服藥，並約定月經期回診。三診續服前方十帖，服藥完畢月經應期未至，驗到懷孕，前來本院安胎。

三十四歲女性，生過一胎，兩年來未曾受孕。月經週期規則，二十八天週期。經來腰痠痛，月經量少，經色暗，有血塊。由基礎體溫研判，排卵功能尚可，高溫期不穩定，高高低低。舌邊尖紅苔薄黃。脈浮細濡。

處方用藥

生黃耆 四錢　川芎 錢半　白茯苓 三錢
全當歸 二錢　黃芩 二錢　川續斷 三錢
川杜仲 三錢　陳阿膠 三錢（烊化）　益母草 三錢
黃精 三錢　細生地 二錢（砂仁拌）
炒白朮芍各二錢　廣陳皮 二錢
山萸肉 二錢　丹皮參各二錢

初診給藥十帖。服藥後月經應期未至，驗到懷孕，足月生產。

醫案三：月經量多，不明原因不孕

三十二歲女性，不孕症病史兩年。月經週期規則，約二十八天週期。月經量大，色鮮紅，經期長達十天方淨。經前發熱潮紅伴有頭痛，經來腰痠腹痛。經後容易疲倦，常感眩暈。舌色紅苔薄黃。脈滑數。

處方用藥

細生地 四錢（砂仁拌）　炒歸身 二錢　紫石英 三錢
川天麻 二錢　青蒿 二錢　炒麥芽 三錢
鈎藤 六錢後下　陳阿膠 三錢（烊化）　白茅根 三錢
旱蓮草 二錢　仙鶴草 三錢

女貞子 二錢　陳皮蘇梗各錢半
山萸肉 二錢　巴戟天 三錢

初診囑咐病患每次月經結束後服藥十二帖，連續服藥三個月。半年後病患因妊娠嘔吐、妊娠蕁麻疹回診，當時已懷有身孕二十週。

卵巢功能障礙不孕

卵巢功能障礙不孕大致分成兩個族群：其一為早發性卵巢衰竭，其二為多囊性卵巢症候群。女性的卵巢功能，一般根據發育中卵泡所分泌的抗穆勒氏管荷爾蒙（AMH）數值來評估。簡言之，可以藉由抽血驗AMH的數值，來評估卵子的庫存量。

如果大家對於中學時期唸過的生物學還留有一點印象，大概知道，人類的細胞有兩種分裂模式，分別是體細胞的有絲分裂，以及生殖細胞（精子或卵子）的減數分裂。減數分裂是生殖細胞特有的分裂模式，細胞內的染色體先複製一次，接著分裂兩次，其結果是讓精子或卵子只留下半套的染色體（一半的基因），等到精卵結合，再回到完整的二十三對染色體。

精子和卵子的形成，有個先天上的差異。男性終其一生，都不斷地從精原細胞分化出成熟的精子，而精子從發育到成熟，大概需要七十二天左右。也就是說，一個九十歲的老先生，即使出現性功能障礙，他體內的精子依然可以讓女生受孕。

但女性就不是如此了，女性同胞從娘胎裡出生的時候，體內卵子的數量就已經固定，而且是半成品。一個剛出生的女嬰，身上卵子的染色體已經複製完畢，並已完成第一次分裂，接著進入休眠狀態，直到青春期再開始一顆一顆成熟。

或許是造物主的安排，女生的生育年齡有一定的限制。假使一個女生有規律的二十八天生理週期，在月經週期的第十四天排卵，這就表示其體內的卵子在月經週期的一到十四天逐步成熟，並且完成減數分裂最後的階段（將一個細胞裂成兩個）。可想而知，隨著年齡因素，卵子的品質勢必越來越下降，更可能在分裂的過程中造成染色體不整倍體，或是短片段的缺失。

一般而言，正值生育年齡的女性，ＡＭＨ的數值約在二～四之間，如果ＡＭＨ小於一，就表示卵巢的功能已經衰竭；當ＡＭＨ的數值大於六，則被判定為多囊性卵巢症候群。ＡＭＨ的數值過低或是過高，在女性不孕症的族群裡，都是相當棘手的問題。

ＡＭＨ的數值低，雖然代表卵子的庫存量不足，但並不表示沒有卵子。幾年前我遇過一位三十九歲的女性，當時她的ＡＭＨ數值〇・三二，一邊接受中醫治療，一邊進行冷凍卵子的計畫。在一年半的治療期間，她總共取卵五次，冷凍了十二個卵子，結束治療的時候，ＡＭＨ的數值驗到〇・五四。從這點來看，對於卵子不足，甚至取不到卵子的個案，傳統中醫的治療不但可以幫助取卵，卵巢的功能也能夠盡力維持而不衰退，這是值得肯定的。

話說回來，自然受孕的情況下大多為單胞胎妊娠。一般而言，年過四十的女性，卵子的不良率高達百分之八十至九十，有些女性單純接受中醫治療，藥吃著吃著雖然懷孕了，但沒多久就因為胚胎不良而流產。我個人認為，遇到這種情況，不該天真地認為只是運氣不好，或許可以積極一點，同時接受試管生殖療程。年近四十的女性，如果取得到足夠的卵子，試管醫師多半會一次植入三至四個胚胎，目的就是藉由植入胚胎的數量來抵消基因不良的機率。

如前所述，AMH數值低，加上高齡女性的個案，採取中醫治療時必須非常謹慎，不可一味亂補。以下所舉的例子，是個典型個案。讀者可以參考我的處方，理解如何使用較為陰柔的手法進行治療。

處方用藥

三十八歲女性，不孕史一年。月經週期規則，三十至三十一天週期。AMH〇·三八，從基礎體溫研判，近半年皆爲無排卵月經。Anti-TPO（甲狀腺過氧化酶抗體）數值七二七。經前頭痛、胸脹，經來腰痠便溏，帶下質稀。舌色紅舌裂紋邊有齒痕舌乾少津，脈浮細弦。

白高麗參三錢	川芎 一錢	天麥冬各二錢
炙黃耆 三錢	白朮芍各錢半	黃芩 二錢
全當歸 二錢	陳皮枳殼各錢半	山萸肉 二錢
鉤藤 四錢後下	香附鬱金各一錢	二至丸 四錢
青蒿 二錢	合歡皮 二錢	菟絲子 三錢

紫石英 三錢　　川石斛 三錢　　巴戟天 三錢
炒麥芽 三錢　　細生地 二錢（砂仁拌）　　生羊藿 三錢

以上處方，建議病患每個月服藥二十五天，經期停藥五天，先服藥三個月觀察。病患服藥第三個月，月經應期未至，驗到懷孕。於妊娠七週時因孕吐回診，接著安胎一陣子，足月生產，母子均安。

多囊性卵巢症候群

相較於ＡＭＨ數值低下，多囊性卵巢症候群則是另一個極端。臨床表現包括卵巢囊狀腫大，月經延後甚至閉經，胰島素阻抗造成異常肥胖，雄性素過高導致多毛、青春痘等等症狀。可以想像一下，我們的卵巢就像一個製造卵子的生產線，理論上一個月會有一個卵泡逐步成熟排出去，如果在超音波底下看到卵巢的邊緣堆滿了卵子沒有排出去，就表示卵巢製造卵子的功能出現障礙。

多囊性卵巢症候群不論是在中醫或是西醫，都是相當棘手的問題。對於有生育需求的女性，雖然可以採用口服排卵藥（clomiphene citrate）來刺激排卵、增加懷孕率，但這個療法不能連續使用超過六個月。

以下這個多囊性卵巢不孕案例，雖然年代久遠，卻是我生平最大的挑戰之一，讓我印象非常深刻。個案可追溯的不孕症病史超過五年，歷經一年多的中醫治療，中途兩次流產，最後自然受孕懷龍鳳胎，足月生產。

醫案五

處方用藥

三十七歲女性，診斷爲多囊性卵巢症候群。個案這輩子從來沒有懷孕過，近五年多沒有避孕，月經約半年一行。初診一〇二年十一月二十五日，已三個多月未行經。舌淡紅苔薄白，脈沉滑。

路黨參 五錢　川芎 一錢　炒白芍 二錢
全當歸 二錢　廣陳皮 錢半　紫石英 三錢
川杜仲 三錢　製香附 二錢　炒麥芽 三錢
炒枳殼 錢半　茺蔚子 三錢
澤蘭 三錢　女貞子 三錢
巴戟天 三錢　生羊藿 三錢

以上處方每週吃兩帖，建議連續服藥兩個月，若見月經來潮隨時回診。個案服藥後，一〇二年十二月十四日月經來潮，並於十二月十六日回診。

二診修改處方如下：

路黨參 五錢　川芎 錢半　象貝母 三錢
全當歸 二錢　陳皮枳殼各錢半　紫石英 三錢

川杜仲　三錢　　製香附　二錢　　炒麥芽　五錢

川淮牛膝各二錢　　茺蔚子　三錢

淡菝蓉　三錢　　菟絲子　三錢

巴戟天　三錢　　生羊藿　三錢

陳艾葉　二錢　　澤蘭　三錢

以上處方建議每週服三帖。服藥後，一〇三年二月二十三日月經來潮，觀其反應，在中藥調理下，月經週期有逐步縮短的徵象，三診建議依照原方繼續服藥。四月十二日月經來潮，月經量少，經色暗血塊多。

四月二十一日病患回診，修改處方如下：

路黨參　五錢　　川芎　一錢　　藏紅花　三分

全當歸　二錢　　陳皮枳殼各錢半　　紫石英　三錢

熟地黃　二錢（砂仁拌）　　茯神苓各三錢　　炒麥芽　五錢

川杜仲 三錢　川續斷 二錢

敗龜板 三錢　女貞子 三錢

巴戟天 三錢　生羊藿 三錢

以上處方每週服三帖，於每次月經來潮回診，稍微修改一兩味藥物。個案於一〇三年九月初驗到懷孕，隨後在九月二十一日妊娠七週流產。

九月三十日回診時，自覺體虛，忽冷忽熱，睡眠不安，夜半盜汗。改弦更張另立處方如下：

眞珠母 八錢　敗龜板 三錢　丹皮參各二錢

沙黨參各三錢　茯神苓各三錢　廣陳皮 二錢

川杜仲 三錢　熟軍炭 錢半　全當歸 二錢

黃精 三錢　山萸肉 二錢

白朮芍各二錢　陳阿膠 二錢

炙黃耆 三錢　稽豆衣 三錢

以上處方連續服用十二天，作爲小產後調理。並約病患於下次月經後回診。個案於一〇三年十一月再度懷孕，血栓突然升高，並於妊娠六週時流產。一〇四年一月十六日月經來潮，一月二十日回診，開立處方如下：

生黃耆 五錢　川芎 錢半　澤蘭 三錢

白朮芍各二錢　天麥冬各二錢　茺蔚子 三錢

全當歸 二錢　女貞子 三錢　象貝母 三錢

紫石英 三錢　炒麥芽 四錢

陳皮枳殼各錢半　丹皮參各二錢

淡蓯蓉 三錢　菟絲子 三錢

巴戟天 三錢　生羊藿 三錢

以上處方每週服藥三帖。個案於這次的月經週期懷孕，自然受孕，懷龍鳳胎。一〇四年五月二十二日，妊娠十七週，因妊娠高血糖回診。經中藥調理後血糖穩定，於一〇四年十月產下雙胞胎。

骨盆腔沾黏、輸卵管阻塞的醫學觀點

因為「發炎」問題而導致不孕的案例，不論骨盆腔沾黏，或是輸卵管阻塞，大概都可以歸納在這個範疇。從解剖生理學來看，精子與卵子結合的位置在輸卵管，藉由輸卵管內層細胞的纖毛擺動形成向內吸引的負壓，大約經過五到七天，胚胎進入子宮內著床。如果輸卵管發炎阻塞，精子與卵子就無法碰面；或是輸卵管功能不佳，精卵結合之後沒辦法回到子宮，造成子宮外孕。

許多細菌感染都會造成慢性骨盆腔發炎，進而影響懷孕。慢性骨盆腔炎經常是合併多種細菌交叉感染，細菌從陰道沿著子宮頸侵入子宮內膜，然後經輸卵管到達兩側卵巢，一直擴散到骨盆腔中，造成發炎與組織的傷害。有些細菌感染的症狀很輕微，好比披衣菌感染，甚至沒有症狀而容易被忽略。反覆的感染發炎日積月累下來，很多女性常常到了要生育的年齡卻遲遲沒有受孕，一查之下才發現骨盆腔沾黏，輸卵管阻塞。

如果雙側輸卵管都有沾黏水腫的情況，不孕科的醫師常會建議先將輸卵管結紮再來進行試管生殖。這樣的做法是為了避免發炎物質順著輸卵管流進子宮，對胚胎造成不良影響。坦白說，這種亡羊補牢的做法雖然有它的療效，但慢性骨盆腔炎經常引起子宮內膜炎，甚至激發免疫排斥反應，使得試管生殖的成功率大打折扣。

治療慢性盆腔炎、輸卵管阻塞是個大工程，經常需要耗費大半年的時間來處理。除了清熱消炎的藥物之外，要同時兼顧活血、消腫、排膿等問題。最重要的，光是打通輸卵管還不夠，必須攻補兼施才能讓輸卵管的纖毛恢復活性。如果加上高齡、卵巢功能障礙等問題，甚至必須開到「膏方」這種劑型才能面面俱到。

以下舉兩個案例來做說明。第一個案例相對單純，而第二個案例合併內分泌與免疫因素，就顯得複雜許多。歡迎讀者諸君參考處方架構上的用藥比例，進一步理解我的治療原則。

處方用藥

二十八歲女性，不孕症病史兩年，雙側輸卵管水腫發炎。帶下色黃陰癢，反覆陰道炎。月經週期規則，二十五至二十六天週期。痛經，月經濃稠，經色暗。舌紅邊有齒痕，苔薄白。脈浮細弦。

當歸尾 二錢　丹皮參各二錢　白茯苓 三錢

川芎 錢半　川黃柏 三錢　澤蘭瀉各三錢

細生地 二錢（砂仁拌）　六一散 三錢　白朮芍各二錢

皂角刺 三錢　路路通 三錢

雞冠花 三錢　川楝子 二錢

川續斷 二錢　川杜仲 三錢

苡米仁 三錢　廣陳皮 錢半

以上處方每週四帖，經期照常服藥。個案於服藥第四個月驗到懷孕，足月生產。

醫案七

三十九歲居住美國華裔女性，慢性骨盆腔炎，雙側輸卵管阻塞，輸卵管結紮手術後，進行試管生殖失敗兩次。甲狀腺功能低下治療中，控制穩定。ANA（抗核抗體）過高五八〇。月經週期規則，經前胸脹，經來腰痠腹瀉。帶下色黃濃稠，陰部搔癢，經前一週開始出現暗黑色分泌物。貧血，怕冷，易汗，夜間潮熱頻尿，眠淺眠差。慢性胃炎胃食道逆流，打嗝不止、噯氣。口乾渴，唇乾裂。

處方用藥

生曬參 四兩　茯神苓 四兩　川黃柏 三兩　川杜仲 三兩

路黨參 三兩　生山藥 二兩　淡子芩 三兩　川續斷 三兩

上黃耆 三兩	丹皮參 六兩	肥知母 三兩	金毛脊 三兩
北沙參 三兩	山梔子 二兩	紫蘇梗 三兩	菟絲子 三兩
天麥冬 六兩	全當歸 三兩	象貝母 三兩	巴戟天 三兩
冬蟲草 一兩	赤白芍 三兩	蒲公英 三兩	杞菊 五兩
藏紅花 一兩	川芎 二兩	雞冠花 三兩	車前子 三兩
紫河車 一具	細生地 四兩	皂角刺 三兩	覆盆子 三兩
藿山斛 三兩	柴胡 一兩	敗醬草 三兩	青蒿 二兩
女貞子 三兩	延胡索 二兩	蒼白朮 三兩	潼沙苑 三兩
旱蓮草 三兩	川楝子 二兩	苡米仁 四兩	芡實 二兩
交泰丸 一兩	製香附 二兩	眞珠母 三兩	金櫻子 三兩

酸棗仁　三兩	川鬱金　二兩	彩龍骨　三兩	陳皮枳殼　三兩
柏子仁　三兩	合歡皮　三兩	劉寄奴　三兩	木香砂仁　三兩
龜板膠　四兩	陳阿膠　二兩	白冰糖　四兩	飴糖　六兩

以上中藥熬製成膏滋方，讓病患帶回美國服用。每日服藥兩次，每次一匙，溫開水調服。服藥兩個月後，月經、帶下、睡眠、腸胃等症狀大幅改善。半年後服藥完畢，回台灣接受試管療程。一次成功，產下雙胞胎。

子宮內膜異位症

子宮內膜異位症，顧名思義就是「子宮內膜組織跑到別處，隨著生理週期長大，並引起發炎反應」，通俗一點的說法就是經血逆流。百分之九十的婦女，或多或少都有一些經血逆流到身體其他部位。少量的經血逆流可以被身體吸收，但有將近一成的女性，或許是構造的問題，例如子宮後屈，造成逆流的經血量較多，或是免疫功能障礙以致無法吸收逆流的經血，而被診斷為子宮內膜異位症。

子宮內膜組織若是沿著輸卵管擴散，有可能引起輸卵管發炎阻塞。一旦擴散到卵巢，可以看到卵巢被內膜組織包覆，造成排卵功能障礙。被瘀血包覆的卵巢，外觀像是一團巧克力，所以被稱為巧克力囊腫。還有一種最討人厭的，就是子宮內膜組織盤根錯節地吃進子宮肌肉層，稱為子宮肌腺症。這種狀況不但造成嚴重的月經疼痛，還會導致慢性子宮發炎而影響胚胎著床。

子宮內膜異位症導致的不孕，在傳統中醫的觀念上，和慢性骨盆腔炎、輸卵管阻塞的治療原則類似，差別在於活血化瘀的用藥比例必須加重。以下所舉的案例，是個在新加坡工作的英國籍婦女，因為嚴重的子宮肌腺症導致不孕。由於她的同事曾讓我治療過相同的問題，因此極力推薦她來台灣旅行並接受中醫治療。

處方用藥

二十八歲，居住新加坡的英國籍女性。三年前（二十五歲）在英國施行雙側卵巢巧克力囊腫手術，術後依然很難受孕，接受兩次試管生殖療程失敗。個案罹患子宮肌腺症，面積很大，每次月經前子宮充血，小腹脹大像是懷有五個月身孕。月經兩個月一行，週期不規則。月經來潮時出血量很大、血塊多，劇烈腹痛需要請假臥床兩天。舌紅苔薄黃，脈浮滑數。個案於一〇五年十月十八日來台旅行時，經同事推薦至本院就診。

生曬參 四兩	茯神苓 四兩	川黃柏 三兩	川杜仲 三兩
路黨參 三兩	生山藥 二兩	淡子芩 三兩	川續斷 三兩
上黃耆 三兩	丹皮參 六兩	肥知母 三兩	金毛脊 三兩
黃精 三兩	烏元參 二兩	山萸肉 二兩	桑寄生 三兩

北沙參 三兩　全當歸 三兩　單桃仁 三兩　炙鱉甲 三兩
天麥冬 六兩　赤白芍 三兩　陳青皮 三兩　杞菊 五兩
冬蟲草 一兩　川芎 兩半　延胡索 三兩　巴戟天 三兩
藏紅花 一兩　細生地 四兩　川楝子 三兩　三稜莪朮 四兩
益母草 三兩　小茴香 一兩　川天麻 三兩　木香砂仁 二兩
藿山斛 三兩　製香附 二兩　鉤藤 三兩　川淮牛膝 四兩
女貞子 三兩　劉寄奴 三兩　川鬱金 二兩　澤蘭 四兩
旱蓮草 三兩　徐長卿 三兩　合歡皮 三兩　紫石英 三兩
炙烏藥 二兩　柴胡 兩半　皂角刺 三兩　炒麥芽 三兩
夏枯草 二兩　失笑散 三兩　蒲公英 三兩　紫蘇梗 三兩

龜板膠 二兩　陳阿膠 三兩　黑糖 四兩　飴糖 六兩

以上中藥熬製成膏滋方，讓病患帶回新加坡服用。每日服藥兩次，每次一匙，溫開水調服。

由於處方以化瘀藥為主軸，事先囑咐病患，剛開始服藥兩個週期，痛經的情況可能會更加劇烈，可以搭配服用西藥止痛，預估之後的痛經狀況會逐次改善。果不其然，十二月初月經來潮非常疼痛，並且排出大量血塊，一〇六年三月初，接到病患越洋電話，說她懷孕了。我除了道賀祝福之外，囑咐她繼續服藥以利胎盤分化。

一〇六年九月，病患打電話來，說她目前回到英國待產，預產期大約在聖誕節前後。經過這次治療，讓她對於神秘的東方傳統醫學產生莫大信心，並且說道，她希望能有機會再來台灣一趟，要我幫她做產後調理。除了再三對她道謝並祝福之外，我心裡想，接下來她有個小嬰兒需要照顧，恐怕五年之內都不會有機會能夠長途飛行來到亞洲了吧。

中醫扮演的角色

總結以上內容，在我日常的不孕症業務裡，有大約一半的個案同時在進行試管療程。人工生殖的療程之中一次催生數個卵泡，很有可能影響到卵子的品質，我偶爾會聽到高齡的個案描述，她一旦進入試管療程，荷爾蒙製劑一打，身體就像吹氣球一樣一直虛胖，甚至出現熱潮紅、心悸、盜汗等等類似更年期症狀。當我配合西醫進入試管療程的時候，我的角色主要是在輔助不孕專科醫師可以取到品質較佳的卵子，幫助子宮內膜增生以利著床，或是處理療程中的不適症狀，甚至是自體免疫的問題。

我始終認為，中西醫各有所長。多年來我和幾位不孕專科醫師已培養出默契，如果個案同時在進行試管療程，我會避免和西醫重複給藥。這樣，就不至於造成前面所說的，卵泡過熟或提早排卵的情況。經上說「年四十而陰氣自半」，面對高齡不孕的個案，用藥講求陰柔，不可過於峻補。身為現代中醫，必須要能掌握陰陽、懂得變通，才能和現代西醫相輔相成。

第三章　漫談女性調經

月經週期與氣血經絡

女性同胞之所以有月經，目的就是為了孕育下一代。因此，調經和調孕是同一件事情的一體兩面。在此列舉幾個月經失調的案例提供給讀者朋友參考，其中包含月經不規則、月經崩漏、痛經、經前症候群，以及更年期障礙等等，因為月經失調而造成身體不適的案例。

根據現代生理學，我們知道，女性的生理週期是靠著內分泌來決定。簡言之，黃體化激素（LH）、濾泡刺激素（FSH）、雌激素（Estrogen）、黃體酯酮（Progesterone）等激素在血中濃度的週期變化調控生理週期。我們常常會聽到女性朋友說，每當她開始感覺頭痛或胸脹，三天或是七天後生理期就會來。時間就是那麼準，從來沒有誤差。這種情況又是怎麼解釋呢？

在傳統中醫的宇宙觀裡，我們有句話說「氣行則血行，氣滯則血瘀」。氣，就是能量，而能量的傳導帶動物質的運行。也就是說，我們認為，生理期要來之前，能量就會開始往妳的小腹蓄積，當能量水位達到巔峰，而妳並未受孕的情況，能量釋放出來，排出經血。

能量在體內走的是經絡路線，而與女性生理週期相關的經絡，包括肝經、胃經、衝任、帶脈等等。當妳的能量傳導不利時，哪裡堵住了哪裡就會痛，這就是為什麼妳會感受經前頭痛、胸脹等等，而時間就是那麼固定的原因所在。現代醫學針對婦女經前症候群的建議，是使用口服避孕藥；至於中藥的化學結構，並沒有類似荷爾蒙的化合物，其治療方法強調的是疏通經絡，這是中西醫之間最大的差異。

此外，能量不足的話，狀況也很多樣。好比你會常常聽到女性朋友說，她月經前帶下分泌物會變多，經來腰痠腹瀉，或是月經來個兩天，第三天中斷，第四天又持續排出經血，甚至經期拖到十天才乾淨等等，都屬於氣血不足的問題。如果要用現代生理學來解釋中醫調補氣血的道理，我個人認為或許是藉由促進下視丘、腦垂體的循環，來幫助生理週期的自我調控。

醫案一：月經先期伴隨經前症候群案例

三十歲女性，近兩年月經週期二十二至二十四天。經前頭痛，心悸，熱潮紅，情緒躁動。平日睡眠不佳，經前症狀加劇，夜半熱醒、盜汗。月經量少，色淡質稀，經來腹悶痛。舌紅苔薄白，脈浮細。

處方用藥

眞珠母 七錢	粉丹皮 二錢	白朮芍各二錢
全當歸 二錢	炒山梔 二錢	穭豆衣 三錢
細生地 四錢（砂仁拌）	茯神苓各三錢	地骨皮 三錢

鉤藤 五錢後下　合歡皮 三錢

廣陳皮 錢半　烏元參 二錢

炙黃耆 三錢　女貞子 三錢

個案於經期第六天來求診。開立水藥十二帖，囑咐個案連續服藥十二天，停藥後等月經來潮觀察情況。一年後個案因過敏性鼻炎再次求診，追蹤後得知上次服藥後經前諸症皆癒。月經規則，二十六天週期。

▲處方解說

先期而至為血熱。查其病因，有勞心火旺，不能主血；有怒動肝火，不能藏血；有脾經鬱火，不能統血。處方以黃耆、白朮、茯苓補氣，當歸、芍藥、生地補血。月經先期，需詳加分辨「實熱」或是「虛熱」。假使月經量多，血色濃稠伴隨帶下腥臭，為實熱辨證。個案經血色淡、潮熱盜汗，為虛熱見證，故以養陰清虛熱法治療。玄參、女貞子養陰，丹皮、梔子、地骨皮、鉤藤清虛熱，搭配穭豆衣止盜汗，標本兼治之下，日後無須服藥月經也能正常。

醫案二一・月經後期不孕案例

三十三歲女性，婚後四年不孕，檢查正常。月經後期，約四十五天至五十天週期。LMP十一月二十九日，PMP十月十日。十一月十六日經間期出血兩天，色淡夾雜暗黑色血塊。經前頭痛，經前胸脹、乳頭痛，經來腰痠便溏。睡眠不佳，夜間頻尿。舌紅苔薄白，邊有齒痕，脈弦細。

處方用藥

西洋參 三錢　白朮芍各二錢　生山藥 三錢
炒當歸 二錢　山萸肉 二錢　益智仁 三錢
細生地 三錢（砂仁拌）　熟軍炭 錢半　茺蔚子 三錢
陳皮香附各錢半　川天麻 三錢

川杜仲　三錢	川續斷　二錢
女貞子　三錢	旱蓮草　三錢
金毛脊　三錢	菟絲子　三錢

以上爲初診處方。個案於每次月經結束回診。依照上述處方隨證增減一兩味藥物，每次開立十五帖藥。服藥後月經週期變短，約三十三天週期。前後調理五個週期，驗到懷孕。

▲處方解說

現代醫學發現，排卵期出血的原因是排卵後雌激素下降，黃體素一時上不來，導致子宮內膜不穩定而剝落，通常持續一天到數天。表面上看來，這是個月經後期的案例，然而，還是可以看到大致規律的週期。雖然經間期有少量出血，但如果用出血來判斷排卵，個案在排卵之後十四天月經來潮，看似黃體的功能沒有多大問題，其實可以不用刻意調經。

個案結婚四年不孕，在檢查都正常的情況下，若要調孕，可以根據傳統月經後期屬於「血虛、血寒」的觀點來處置，以幫助提升卵巢子宮的機能。處方除了調補氣血之外，尤其重視疏肝補腎。果不其然，服藥幾個週期順利懷孕。

醫案三：月經崩漏、痛經案例

二十八歲女性，婦產科醫師轉介案例，八月六日因為陰道出血不止，前來本院就診。原發性痛經，月經週期規則。大約在一年前施行人工流產手術，之後發現月經量較以前少很多。經期兩天，經色暗，血塊多。LMP七月五日，月經崩漏一個月，中途只有兩天沒有出血。經前胸脹，經來腹痛、腰痠，下肢水腫。舌邊尖紅，苔薄黃、舌面瘀斑。脈浮滑數。

處方用藥

白高麗參二錢　茯神苓各三錢　川黃柏　三錢

炒白朮芍各二錢　山萸肉　二錢　肥知母　三錢

細生地 二錢（砂仁拌）　廣陳皮 二錢　陳阿膠 三錢（烊化）

五味子 一錢　失笑散 三錢

熟軍炭 錢半　仙鶴草 三錢

川杜仲 三錢　澤蘭瀉各三錢

參三七 五分研末沖服

開立水藥九帖。連續服藥九天，一天一帖。服藥兩天後月經乾淨，繼續把藥服完。九月一日月經來潮，經期三天。九月六日回診時，沿用前次處方再給十帖藥。九月三十日月經來潮，月經結束後建議續服原方。經過三個週期調理，月經量有增多，週期規則。

▲處方解說

這個案例，個案在一年前開始發現月經量減少，按理而言，流產手術並不會發生這樣的後遺症，因此推斷個案氣血虛衰早已根深蒂固，以致術後恢復不良。月經量少持續一年，而後月經崩漏一整個月，非大補氣血不足以止其崩漏。處方用高麗參、白朮、茯苓、芍藥、生地、阿膠大補氣血，以山茱萸、川杜仲、五味子補腎固衝任，是為方中主藥。俗話說，瘀不去則血不止，方中失笑散、熟軍炭、仙鶴草、川黃柏、參三七，寓消於補，搭配澤蘭、澤瀉，通經消腫。塞流、澄源、復舊，一步到位，處方巧妙之處盡歸於此。

醫案四：痛經、經前症候群案例

處方用藥

三十五歲女性，自述三年前產後不時頭痛，怕吹風，月經期間不敢洗頭。恢復行經以來，開始痛經，月經週期二十八～三十八天週期。排卵期腹痛。經前發熱頭痛、兩鬢疼痛，經前胸脹，經來腹痛，月經量少，色暗黑。眠淺眠差，夜尿二至三回，帶下質稀量多。舌淡紅苔薄白，脈沉澀。

全當歸　二錢

川芎　錢半

合歡皮　三錢

赤芍 二錢　　香附鬱金各錢半　　小茴香 一錢
炙烏藥 二錢　　茯神苓各三錢　　陳艾葉 二錢
川天麻 三錢　　鉤藤 四錢後下
白蒺藜 四錢　　潼沙苑 三錢
廣陳皮 錢半　　青皮 一錢
延胡索 三錢　　覆盆子 三錢

開立水藥二十帖。每帖藥水煎兩次，早晚溫服，服藥兩天休息一天，二十帖藥共服一個月，月經來潮照常服藥。病患於四個月後因感冒症狀回診，自述上次服藥後，月經頗爲順暢，已經沒有頭痛、腹痛等症狀，經來洗頭無恙，月經週期也較規則。

▲處方解說

血得熱則行，血遇寒則凝。婦人產後體虛，風冷趁虛而入，客於胞宮，久則必傷衝任。治療原則宜疏肝養血溫經，處方以當歸、川芎、赤芍、沙苑養肝血，天麻補肝氣，蒺藜疏肝風，陳皮、青皮、香附、鬱金、合歡皮解肝鬱，配合艾葉、茴香暖胞宮，久寒退散，則瘀血自行。

醫案五：更年期障礙、潮熱失眠案例

四十六歲女性，更年前期，E2（二氫基春情素）正常，FSH高。月經週期尚規則，熱潮紅嚴重，自覺胸悶吸不到氣。月經前後精神焦慮不安，伴隨失眠困擾。荷爾蒙療法身體出現排斥反應，到處尋訪中醫治療約半年，服用科學中藥不見療效。舌紅白乾苔，邊有齒痕。脈浮滑數。

處方用藥

眞珠母　八錢　細生地　四錢（砂仁拌）　茯神苓各三錢

炙黃耆 三錢	酸棗仁 三錢	地骨皮 三錢
紅景天 二錢	合歡皮 三錢	青蒿 二錢
炙鱉甲 二錢	夜交藤 三錢	
女貞子 三錢	旱蓮草 三錢	
廣陳皮 錢半	肥知母 三錢	

初診開立水藥十帖。每帖藥水煎兩次，早晚溫服，服藥兩天休息一天。半個月後病患回診，主訴服藥以來更年期症狀減輕一半以上，睡眠安穩。二診以後，根據病患症狀稍做增減，改成間隔一天服藥。再過一個月，服藥劑量再減半，前後總共治療約四個月結束。

▲處方解說

在台灣，女性平均停經年齡約在四十九到五十一歲。在這之前五年左右，稱為更年前期，體內荷爾蒙已逐漸在改變，很多人開始月經不規則，並出現熱潮紅、心悸、盜汗等症狀。處方原則除了調補氣血，尤應重視滋陰潛陽，其餘困擾隨證加減用藥。

第四章 懷胎十月步步為營

千鈞一髮

一〇九年十二月二十八日，禾馨婦幼診所林冠宏醫師接到一位妊娠十二週的孕婦，子宮不正常出血，出血量很大卻找不到出血位置，眼看著即將流產。林醫師在做完緊急處置之後，建議孕婦趕緊過來掛我的門診。

當我翻開檢驗報告時嚇了一跳，個案罹患甲狀腺機能亢進已經長達五年，一直有在看中醫卻控制不良，脖子越來越腫，人也越來越喘。十二月四日會診新陳代謝科黃峻偉醫師的時候，甲狀腺刺激素（TSH）很低，完全檢驗不到（小於〇・〇〇八三），而游離甲狀腺素（Free T4）的數字卻高到連實驗室都驗不出來。幸虧黃醫師趕緊給藥，到了十二月底，孕婦的T4已經回到正常值，但Anti-TPO仍然高達四三五（正常值應該小於五・六）。由於孕婦先前已經有一次大概在這個週數流產的紀錄，合理推斷，這位孕婦很有可能因為內分泌問題合併免疫因素造成習慣性流產。

十二月二十八日當晚，我趕緊開好處方，請病患立即服藥。並且告知，我只能盡力而為。三天之內若能止住出血，應該可以安然度過危機；如果一個禮拜之內，出血量能夠明顯減少，還有一半的機會保住；萬一出血止不住，大概狀況就不太好。我們這幾天隨時保持聯絡。處方如下：

處方用藥

左牡蠣 四錢　香附炭 三錢　陳阿膠 三錢（烊化）

象貝母 三錢　炒天冬 三錢　炒白朮芍各二錢

夏枯草 三錢　白高麗參二錢　仙鶴草 三錢

黃芩 三錢	旱蓮草 三錢
山萸肉 二錢	廣陳皮 二錢
紫蘇梗 三錢	苧麻根 三錢
蘆根 四錢	川續斷 二錢
菟絲子 三錢	桑寄生 三錢

十二月三十日星期三，服藥第三天。接近中午時分我接到病患來電，她說：「今天早上血已經止住，沒有繼續出血了。」聽到這裡，我暫時鬆下一口氣。一月四日病患回去禾馨診所產檢，一切安然無恙。當晚她來到我的診所，我請她依照原方繼續服用兩週中藥。

以上的危機，就在林冠宏醫師、黃峻偉醫師以及小弟我，三個人合作之下暫時解除。目前，林冠宏醫師和我在禾馨民權分院開辦了「習慣性流產特約門診」，專門處理免疫因素的流產問題。其實，也不只是林醫師學有專精，禾馨集團擁有當代最專業的婦幼醫療團隊，印象中好比溫景霖醫師、彭成然醫師等等，每位醫師都是一時之選。高危險妊娠孕婦若有流產風險，隨時可以向任何一位醫師尋求協助。

免疫因素導致習慣性流產

關於自體免疫造成習慣性流產，我的看法和當代的風濕免疫科醫師有些微不同。我並不認為自體免疫問題是流產的「原因」，就我看來，免疫數字異常是「身體失衡造成的結果」。也就是說，孕婦並非因為免疫數值異常導致流產，而是，有一部分的女性在懷孕後身體適應不良，使免疫數字出現異常，最後發生流產。

我的立論依據在於，多數被判定為免疫因素習慣性流產的婦女，只有在懷孕的時候免疫數字才會出現異常，一旦流產之後，免疫數字又回歸到正常值。因此，好比說看到孕婦S蛋白降低、D-Dimer（D-D雙合試驗）升高，雖然我們知道這代表著體內的血栓正在形成，但我認為不要急著給活血藥抑制血栓，而是應該找出身體失去平衡背後的原因，再針對問題去處理。通常遇到這種情況，我會重用黃耆、白朮來補氣，補氣之後血液循環改善了，自然不會形成血栓。

以下，我們舉兩個免疫因素流產的案例來做說明。

醫案一

處方用藥

四十歲女性，曾有三次流產史。ANA數值高一：三二〇，ATA（抗甲狀腺球蛋白抗體）數值一二五。試管生殖療程中，三天前植入胚胎。貧血，血色素八，頭暈，人覺得很累，腰痠痛，頻尿。舌淡紅苔薄白，脈濡細。

高麗參　二錢　　覆盆子　三錢　　陳阿膠　三錢（烊化）
生黃耆　五錢　　生山藥　三錢　　白朮芍各二錢
敗龜板　三錢　　丹皮參各二錢　　川杜仲　三錢

炒歸身 二錢　細生地 二錢（砂仁拌）

菟絲子 三錢　紫蘇梗 三錢

川續斷 二錢　桑寄生 三錢

個案於三月八日植入胚胎，三月十一日至本院就診。初診給藥七帖，回診時個案主訴，服藥後有覺得身體較爲舒服（但不知道免疫數值是否改變）。二診依照原方，加川石斛三錢、金櫻子三錢，建議其繼續服藥。總共服藥三十帖，一天一帖。後來個案介紹朋友來本院就診，經詢問後得知，個案在這次的孕期非常順利，並沒有受到免疫因素干擾，順利生下小孩。

醫案二

處方用藥

三十三歲女性，習慣性流產，近三年流產四次，都是發生在妊娠七至十週之間。ＡＮＡ數值一：一六〇，Anti-TPO二千多，泌乳素偏高。胸脹痛、腰痠痛。妊娠七週胎兒無心跳，昨天剛做完流產手術。

丹皮參各二錢　川芎 一錢　製香附 錢半
全當歸 二錢　川石斛 三錢　川鬱金 錢半
細生地 二錢（砂仁拌）　象貝母 三錢　白朮芍各二錢
炒麥芽 五錢　益母草 三錢
川杜仲 三錢　川續斷 二錢
廣陳皮 二錢　金毛脊 三錢

以上爲初診所開立的小產後調理方，給藥十五帖，並約個案於下次月經來潮時回診。一個月後個案於月經第二天回診。修改處方如下：

路黨參 五錢　丹皮參各二錢　白茯苓 三錢
全當歸 二錢　白朮芍各二錢　天麥冬各三錢

細生地　二錢（砂仁拌）　生山藥　三錢　陳皮枳殼各錢半
紫石英　三錢　炒麥芽　五錢
川杜仲　三錢　金毛脊　三錢
巴戟天　三錢　川黃柏　二錢

給藥十二帖，請個案於經後開始服藥。一個月後個案驗到懷孕，妊娠四週，回到本院進行安胎計畫。開立處方如下：

生黃耆　五錢　酸棗仁　三錢　白朮芍各二錢
炒歸身　二錢　夏枯草　三錢　紫蘇梗　三錢
細生地　二錢（砂仁拌）　西茵陳　三錢　陳阿膠　三錢
川杜仲　三錢　川續斷　二錢
菟絲子　三錢　金櫻子　三錢

川黃柏　二錢　　　　　潼沙苑　三錢

以上處方連續服藥至妊娠十二週。產檢一切順利，沒有不正常出血。眼看已過危險期，我認爲可以先停藥。後來個案於妊娠三十四週，因睡眠障礙，腰痠水腫，身體燥熱不安回診。開立處方如下：

全當歸　二錢　　　　　白朮芍各二錢　　　　　苧麻根　三錢

細生地　二錢（砂仁拌）　茯神苓各三錢　　　　　紫蘇梗　三錢

黃芩　二錢　　　　　交泰丸　錢半　　　　　粉丹皮　二錢

炒山梔　二錢　　　　　地骨皮　三錢

川續斷　二錢　　　　　桑寄生　三錢

川萆薢　四錢　　　　　車前子　三錢

本次門診給藥十帖，請個案吃藥一天、休息一天，間隔天服藥。個案於產後再次回診，表示前次處方吃完之後，孕期較爲舒服。產後因泌乳障礙，失眠難眠，頭痛，腰背痠痛，下肢水腫等困擾就診。經診斷後，開立膏方進行產後調理。

妊娠腹痛

在這個段落裡，我們暫時先不討論病理性宮縮、先兆流產的問題，而將焦點放在生理性、假性宮縮的範疇。假性宮縮雖然沒有規則的頻率，沒有不正常出血，子宮頸的結構也沒有軟化、變薄變短準備進入臨產。但仍有一部分的孕婦會因為嚴重的疼痛、腹部下墜感而影響到日常生活，甚至需要整天臥床安胎長達數個月。

有關妊娠腹痛的問題，以下我們舉兩個案例作為示範。第一個案例採用傳統中醫的辨證進行治療，第二個案例則是根據現代醫學來進行病理分析。兩種不同的思維模式各異其趣，或許可以給讀者先進們帶來不同的啟發。

處方用藥

四十歲女性，兩年前生過一胎。前一次孕期於妊娠十八週開始感覺強烈宮縮，反覆住院，長期施打妳得寶（Yutopar，作用：活化子宮平滑肌的$\beta 2$接受體，減低收縮反應），完全臥床五個多月，直到三十八週剖腹產。本次孕期，懷雙胞胎，於妊娠十一週，突然感到下腹痛，陰道出血，使用黃體素三天，出血仍未止，經轉介前來本院就診。舌淡紅苔白厚，脈浮數。

路黨參 四錢　炒歸身 錢半　山萸肉 二錢

紫蘇梗 三錢　炒枳殼 錢半　杞菊各三錢

生地炭 二錢　川杜仲 三錢　苧麻根 三錢

川續斷 二錢　桑寄生 三錢

炙黑草 一錢　仙鶴草 三錢

川石斛　三錢　炒白朮芍各二錢

茯神苓各三錢　陳阿膠　三錢（烊化）

初診給藥十帖，每日服藥一帖。妊娠十五週個案回診表示，上次的中藥服用兩天後止血，生活作息一切正常。近日又開始感覺宮縮腹痛，疼痛感和前一胎很類似，因此前來求診。其餘主訴症狀包括失眠，手腳心熱，情緒煩悶，下肢水腫按壓凹陷等。舌淡紅苔白厚，寸脈浮緊尺脈濡數。

炙黃耆　四錢　粉防己　二錢　炒白朮芍各二錢

黃芩　三錢　青蒿　三錢　細生地　三錢（砂仁拌）

眞珠母　五錢　紫蘇梗　三錢　茯神苓各三錢

路黨參　三錢　酸棗仁　三錢　柏子仁　三錢

苧麻根　三錢　桑寄生　三錢

廣藿香　錢半　陳阿膠　三錢（烊化）

二診給藥十帖。囑咐每週服藥二至三帖，早晚溫服。個案於產後回診時表示，前次服藥後宮縮緩解許多，也沒有繼續腹痛，直到臨盆依舊行動自如。個案於妊娠三十四週施行剖腹產。兩名女嬰體重分別爲二三七〇公克與二一九〇公克，母女均安。

▲初診處方討論

妊娠期子宮出血，或伴有腰痛、腹痛、小腹墜脹，傳統中醫稱為胎漏。治療本症，應掌握以下三個原則：

第一，補氣益血。中氣足，帶脈得固，胞胎不致下墜；腎氣足，衝任氣旺，自能保住胎元。處方用黨參、白朮、茯苓補益中氣；當歸炒用，補血而不動血；杜仲、續斷、桑寄生固腎氣、調衝任，以上為處方主要藥物。

第二，有關妊娠腹痛胎動不安，歷代醫家曾經提出許多見解。有因陽虛內寒、胞脈失養；有因飲食不節、食滯傷食；有因脾不統血、濕濁內生，加之胎熱薰蒸；也有因血虛肝鬱、氣滯腹痛。凡此種種，臨證時必須詳加審查。從本例來看，病患頭暈、口苦、眼睛乾澀疼痛俱是肝火上炎的症候，故於處方中加入山茱萸、枸杞、菊花以平肝清熱。

第三，最後才是考慮止血的功夫。生地炭、炙黑草、阿膠珠、仙鶴草，均帶有補性，並且具有涼血止血的功效。苧麻根味甘性寒，歸心肝經而入血分，功能涼血止血，為上海派醫家治療胎動不安、胎漏下血常用藥物。

▲二診處方討論

妊娠期間，頭面遍身浮腫，小便短少者，屬水氣為病，名為子腫；自膝至足腫脹，小便清長者，屬濕氣為病，名為子氣。脾陽虛衰不能制水，水飲不化流注肌膚則為水腫。處方用黃耆益氣固表兼能利水消腫，搭配黨參以增強補益中氣的功效。白朮、茯苓健脾祛濕，防己祛風行水，佐藿香醒脾燥濕為全方主要用藥。脾氣健運、水道通利，則諸症自解。

此外，本例懷有雙胞胎，時值盛暑，胎熱上炎，因而出現胸悶煩躁。故於處方中加入黃芩、青蒿以清內熱，生地滋陰涼血，真珠母平肝潛陽，配伍酸棗仁、柏子仁補心氣、斂肝陰。

處方用藥

四十一歲女性，懷第一胎，妊娠二十四週，強烈宮縮腹痛，合併水腫、腰痠痛。雖然沒有先兆流產的危機，但每個小時劇烈疼痛，已經影響工作，必須請假臥床。

炒當歸 二錢　　秦艽 二錢　　赤白芍各錢半

細生地 三錢（砂仁拌）　　川貝母 二錢　　川萆薢 四錢

生山藥 三錢　　川續斷 二錢　　廣陳皮 二錢

宣木瓜 三錢　　黃芩 二錢

炒白朮 錢半　　白茯苓 三錢

紫蘇梗 三錢　　苧麻根 三錢

初診給藥七帖，一天服藥一帖。這張處方很神奇，根據個案回報，服藥當天晚上，明顯不再覺得腹痛。七帖中藥服完，雖然仍會宮縮，疼痛感已經非常輕微。腰痠水腫也有些許的改善。二診依照原處方，再給藥七帖。

▲處方解說

這個案例較為特別，如同我一再強調的，傳統中醫必須與時俱進，結合現代觀念用藥。這位孕婦除了典型的高齡氣血虛弱之外，最主要造成宮縮腹痛的原因，是她的子宮長滿幾十顆小肌瘤。所以隨著懷孕週數增加，子宮跟著長大，幾十顆肌瘤互相拉扯造成強烈宮縮，並且由於肌瘤的緣故，她的子宮成長速度也比其他孕婦更快，壓迫後背造成腰痠，壓迫恥骨產生鼠蹊部疼痛、下肢抽筋，壓迫膀胱導致頻尿。因此可以看出處方的治療原則，是必須讓腹腔周邊整個放鬆。

妊娠嘔吐

現代醫學對於妊娠嘔吐的解釋，是由於懷孕時體內賀爾蒙濃度升高而導致。原本我們的身體有一套呼吸消化排泄的規律，在懷孕之後，多了一個小生命在我們體內共生，胎兒的營養要由我們供應，代謝廢物也要經由我們的身體排除，一時之間，自我調適不良故而嘔吐。

長久以來，關於中醫「調養體質」這件事，定義始終非常模糊。我個人認為，妊娠嘔吐就是一個體質調理的硬指標。我們可以將妊娠期嘔吐的症狀視為體質改變衍生的反應，多數的人過了第一孕期，身體適應了就不吐了；有一部分的人，則一路吐到生產，吃維他命、止吐藥都沒辦法改善。那該怎麼辦？

就算媽媽吃什麼吐什麼，吐一整天，吐到吃不下，理論上，即使母體體重減輕，胎兒還是會按照正常的速度發育。但是，當產檢時醫師和妳說，胎兒的發育進度不斷落後的時候，又該怎麼辦？

妊娠嘔吐雖然不會致命，但真的很難受。因此在處理妊娠嘔吐上，沒有辦法讓你花幾個月時間慢慢調理體質，能不能止嘔、胎兒的成長速度能不能跟上，幾天之內就得見真章。所以我才會認為，處理妊娠期疑難雜症是考驗一個中醫師臨診功夫細不細膩的硬指標。

孕吐用藥大不同

臨床見到妊娠嘔吐的個案，不該只想著有什麼藥可以止吐，而是必須詳加辨證嘔吐的原因。病患求診時，只會向醫師描述她如何吐一整天，身體有多麼不舒服。醫案裡所寫的症狀，肚子痛不痛、排便的情況如何、四肢是否拘攣、有沒有水腫、睡眠情況等等，都是從觀察與問診之中得到情報，醫師也是從這些情報裡抽絲剝繭，以此決定治療原則。

以下，我們舉幾個妊娠嘔吐的案例互相參照比較。

處方用藥

三十一歲孕婦，妊娠十二週，懷孕初期即開始孕吐，伴有上腹疼痛。頻繁往返醫院，治療不見起色。每天吐、吐整天，吃不下，便秘，大便黏。身體有脫水現象。昨晚掛急診，打完針出來，在急診室門口又吐。舌色紅苔白，脈診雙關弦。

路黨參 四錢　全當歸 錢半　茯神苓各三錢

生黃耆 二錢　左金丸 錢半　陳皮薑夏各錢半

川石斛 三錢　白朮芍各二錢　薑竹茹 三錢

生山藥 二錢　川貝母 三錢

紫蘇梗 三錢　炙甘草 一錢

菟絲子 三錢　桑寄生 三錢

初診給藥七天，服藥後只覺得胸悶噁心感，但沒有再吐，直到第六天又吐了一天。二診依照原方續服兩週，據產檢醫師回覆，諸症已癒。

▲處方解說

這個案例，是典型的脾虛不運而生痰濕，衝氣挾痰上逆而致嘔吐，治療方向宜從補氣健脾著手。處方的架構由以下四個部分共同組成。分別是，黨參、茯苓、白朮、山藥補氣；當歸、黃耆補血；陳皮、蘇梗、石斛和胃；菟絲子、桑寄生安胎固衝任。不需要刻意加什麼止吐藥，脾胃和而衝任固，孕吐自止。

醫案六

處方用藥

二十六歲孕婦，懷雙胞胎，妊娠十四週。孕吐嚴重，頭脹痛、胸悶，胸脹痛，喘促，腰痠痛，下肢無力，腳抽筋。口乾、口苦，大便乾、便血。舌色暗紅少苔，脈診弦細尺弱。

北沙參 三錢　陳皮薑夏各錢半　宣木瓜 三錢

全當歸 二錢　蘇子梗各三錢　枸杞子 二錢

細生地 二錢（砂仁拌）　川石斛 三錢　黃芩 二錢

白朮芍各二錢　炙甘草 錢半

天麥冬各三錢　薑竹茹 三錢

淡蓯蓉 三錢　伏龍肝 四錢

初診給藥七天，服藥後大致已無孕吐，悶喘、抽筋已癒，排便良好。二診依照原方，去蘇子、木瓜、蓯蓉，加炒麥芽三錢、川續斷二錢、菟絲子三錢、桑寄生三錢，給藥十天。後續追蹤諸症已癒。

▲處方解說

這個案例從問診中判斷其為肝鬱化火、肝腎陰虛的證型，可根據舌診脈象再做確認。陰血不足則肝氣偏旺，肝逆犯胃、胃失和降則生嘔吐。治療原則上，滋肝陰、瀉肝火，必須雙管齊下。處方選用當歸、芍藥補肝，沙參、石斛、天冬、麥冬、生地養陰，黃芩、竹茹瀉火。病患主訴大便乾、便血，伏龍肝又名灶心土，含有多種礦物鹽，是止嘔吐的要藥，同時兼具止血的功效。

醫案七

處方用藥

四十一歲孕婦，妊娠二十四週。孕吐，白天很正常，每天從傍晚開始吐到半夜，吐出膽汁仍乾嘔不已。失眠，腰痠痛，下肢水腫。大便黏，裡急後重。超音波檢查，從第四個月開始，胎兒成長進度每個月落後一週，目前已落後三週。舌紅苔薄白，脈診浮滑數。

路黨参 五錢　酸棗仁 三錢　半夏厚朴各錢半

眞珠母 七錢　柏子仁 三錢　陳皮錢半蘇梗三錢

炒當歸 二錢　交泰丸 錢半　川貝母 三錢

川杜仲 三錢　菟絲子 三錢

桑寄生 三錢　金毛脊 三錢

炒麥芽 三錢　合歡皮 三錢

茯神苓各三錢　陳阿膠 三錢（烊化）

初診給藥九天，服藥後已無孕吐，睡眠安穩，排便正常。二診依照原方，加入「六一散」三錢，來通乳、消水腫。給藥十五服。服完全部藥物共二十四天，根據產檢醫師回覆，胎兒成長速度已追回，從原本落後三週，追到落後一週，屬於標準範圍之內。

▲處方解說

這個案例從表面上來看，孕婦因為嚴重嘔吐而影響睡眠。然而，稍加詢問之後會發現，病患長期有睡眠障礙的困擾，這是典型「陽不入陰」的證型，治法宜「交通心腎」。因為體內荷爾蒙濃度升高而造成的嘔吐，一般到了第二孕期也能慢慢緩解，但如果妊娠二十四週還犯嘔吐，就必須審慎考慮其他因素。在這個案例中，胎兒發育落後就是一個不能忽視的重點。

依照現代產科學的觀點，評估胎兒發育成熟度的關鍵在於週數，而不在大小。然而，若發現在臍帶血流供給正常的情況下，胎兒的成長卻仍跟不上進度，這就要從傳統醫學「胎萎」的角度切入，在處方中加入杜仲、菟絲子、狗脊、桑寄生、阿膠予以協助。

處方用藥

三十歲孕婦。妊娠七週，孕吐。懷孕後胃口大開，整天想吃，食量大增。胸悶心悸，口渴，口苦。素有便祕史，懷孕吃更多，排便更難，大便乾硬。舌紅少苔，脈滑數。

眞珠母 五錢　全當歸 二錢　桑寄生 三錢

路黨參 五錢　黑芝麻 三錢　紫蘇梗 三錢

黃芩 二錢　天冬 三錢　炒山楂 二錢

佛手 二錢　炒白朮芍各二錢

川石斛 三錢　山萸肉 二錢

茯神苓各三錢　縮砂仁 一錢

初診給藥十天。服藥後再也沒有孕吐。胃口較正常，排便佳。

▲處方解說

這個案例可以和醫案六互相參考比較。同樣是肝逆犯胃，這個案例比較特別的是，她表現出「壯火食氣」的證型。食慾大增、拚命吃，排便又不暢，陰氣耗傷之後，進一步加重肝鬱、肝陰虛、肝火旺的情況而引發肝逆犯胃。對於孕婦而言，退火不要重用苦寒藥，稍加黃芩退火安胎即可。孕婦通便同理，用當歸、黑芝麻潤腸通便，會好過用承氣湯瀉下。蘇梗、山楂、砂仁消食積，佛手、白芍疏肝鬱，山茱萸、桑寄生滋補肝腎，處方至此完備。

處方用藥

三十九歲孕婦，妊娠二十週。孕吐，整天感到腹脹。不停流口水，口乾渴，口臭，口瘡破皮。眠淺眠差，時感忽冷忽熱，腰酸痛，乳房脹痛，頻尿。舌紅苔薄黃剝苔，脈診弦細。

細生地 二錢（砂仁拌）　黃芩 三錢　陳皮法夏各錢半
生石膏 四錢　酸棗仁 三錢　炒枳殼 錢半
香連丸 二錢　香附鬱金各一錢　蘆根 四錢
白朮芍各二錢　海螵蛸 三錢
菟絲子 三錢　川杜仲 三錢
川朴木香各錢半　川續斷 二錢
白高麗參二錢　天麥冬各二錢

初診給藥十天，服藥後已無孕吐，但仍整天流口水。腰痠、頻尿、睡眠情況大幅改善。依照原方繼續給藥十天。一切大致安好。

▲處方解說

診斷妊娠嘔吐臟腑虛實的關鍵，在於「胃寒」與「胃熱」之辨。孕婦整天涎沫流不停，口乾渴、口臭，這是胃熱證。處方用生地、石膏、香連丸、蘆根來清解胃熱，其餘的部分，用胃食道逆流的方向去處理就可以達到標本兼治的效果。

我過去師從上海派醫家，海派中醫向來對於用藥相當講究。「左金丸」由黃連和吳茱萸六比一組成，用來清肝胃火，有降逆止嘔的功效；「交泰丸」由黃連和肉桂十比一組成，可以交通心腎、具有清火安神的功效；「香連丸」由黃連和吳茱萸炒過，篩去吳茱萸，再用四比一的比例加入木香，炮製的目的可以藉由吳茱萸同炒減少黃連的寒性，具有清熱化濕的功效，辨證重點在於赤白下痢、裡急後重。

妊娠蕁麻疹

關於妊娠蕁麻疹的病因，目前仍然未明。現代醫學的觀點，多半認為和懷孕時荷爾蒙的變化相關。而傳統醫學經常使用胎熱、胎火、胎毒這一類的字詞來做形容，主要是認為胎兒的代謝產物必須藉由母體來排除。皮膚與泌尿系統類似，都是屬於人體的排泄組織器官，假使腎臟排泄廢物的速度太慢，就容易往皮膚發作。

大多數的妊娠蕁麻疹都發生在第三孕期，現代醫學主要是給抗組織胺或低劑量的類固醇，採取症狀療法，紅疹通常在產後兩週以內就會自行消退。雖然有些人消退的速度慢了一些，但多半無礙。在我過去的臨床經驗裡，如果接觸到的個案已經接近預產期，我通常是開一點清熱消炎藥，暫時把症狀壓住，等到產後讓它自行消退。

不過有一部分的孕婦，在第二孕期就已經發生嚴重的蕁麻疹，紅疹發癢、皮膚潰爛。可以預期，隨著懷孕的週數增加，胎兒代謝的廢物越積越多，蕁麻疹的症狀會越來越嚴重。在距離預產期還有大半年的情況下，不得不採取較積極的方向去治療。遇到這種狀況，對我而言相當地尷尬。

怎麼說尷尬呢？傳統中醫認為妊娠蕁麻疹是因為代謝不良而產生，因此，治療上必須加強孕婦的循環代謝功能。然而這樣的治療手法，蕁麻疹在服藥初期（大約一至二週）反而會發得更劇烈，然後才開始慢慢消退，根據我過去的治療經驗，快的話大概需要治療三週，慢則四至五週。因此，各位讀者若是上網搜尋我過去治療妊娠蕁麻疹的風評，會發現毀譽參半。雖然我每次都會事前和孕婦溝通，然而，一開始服用中藥，發現蕁麻疹越來越嚴重後，大部分的人都會忘了先前溝通過的內容，氣憤之下先上網罵了再說。我完全可以體諒當事人的痛苦，所以從來不為自己辯白。

有關妊娠蕁麻疹的治療理論，在中醫皮膚科的看法和過敏、濕疹、異位性皮膚炎類似。有興趣的讀者可以參考本書附錄〈漫談中醫外科與異位性皮膚炎〉章節。在此，僅舉一個案例作為示範說明。

處方用藥

三十一歲女性，妊娠二十週。自兩週前全身起紅疹，先發於四肢，而後蔓延至腹部。患處紅疹發癢，搔抓後潰破。初診開立以下處方，每次開七天中藥，回診時根據症狀加減一兩味藥，個案總共在本院治療六週。於第四週皮膚大致痊癒，第五、第六週改變處方處理失眠、水腫問題，直到生產前皮膚不再發作，睡眠水腫問題也都有處理好。

以下爲個案第一週所開立的處方。前四週用藥大致相同。

細生地 二錢（砂仁拌）　金銀花 五錢　丹皮梔子各錢半

津玉竹 三錢　六一散 三錢　茯神苓各三錢

淨白薇 三錢　赤芍 錢半　廣陳皮 二錢

淡竹葉 三錢　苡米仁 三錢

黃芩　二錢　　地膚子　三錢

紫蘇　五錢　　參三七　錢半

以下處方，爲第五週、第六週用藥。主要用來調節妊娠水腫、潮熱，與睡眠障礙。

生黃耆　二錢　　黃芩　二錢　　酸棗仁　三錢

蒼白朮各錢半　　青蒿　二錢　　燈心草　五分

地骨皮　三錢　　陳皮枳殼各錢半　　細生地　二錢（砂仁拌）

合歡皮　三錢　　夜交藤　三錢

粉防己　三錢　　苧麻根　三錢

紫蘇　五錢　　苡米仁　四錢

第五章　產後調理不簡單

不只錦上添花，更要能雪中送炭

提到產後調理，一般社會大眾或許有個粗淺的印象。要不，就是盲從社會風氣訂購月子餐，大魚大肉補充營養；稍微細膩一點的，或許會諮詢坊間的中藥房，購買生化湯、十全大補湯、龜鹿二仙膠，坐月子期間按照進度服用。

如同我一再呼籲的，每個人都是獨立的個體，體質的寒熱不能粗淺地二分，表現的症狀千變萬化，也不能一概而論。誠然，懷孕與生產相當耗費體能，產婦多半表現多虛、多瘀的體徵。但我們試想，當一位產婦因為氣虛以致水分代謝不良，水腫日久不消，因產後皮表毛孔大開而不慎感受風寒、頭痛，或是新手媽媽哺乳不順引發乳腺炎，甚至惡露不盡、腰酸背痛、產後失眠等等症狀。這個當下，不論吃再好的伙食，或是喝再多的十全大補湯，肯定無法解決產婦的困擾。

近幾年來，我有幸加入禾馨醫療集團，在各科醫師同仁的協助之下，我們完成了許多中西醫整合醫療，提供給孕產婦更佳的醫療照護，對業界而言，這是革新、也是創舉，讓我個人深以為傲。回過頭來，讓我啼笑皆非的是，近幾年來，我經常在診所接到一種從前不會有的詢問電話。

電話那頭說道：「杜醫師您好。我表姊曾經讓您調孕，現在生了一個可愛的寶寶。她很推崇您的醫術，建議我一定要來掛號。但我上網查了一下，我有個疑問，我發現您似乎是『專門在看產後』。您真的會看不孕症嗎？」

當人家問「你會不會看？你厲不厲害？」，想也知道我怎麼可能包山包海自我吹噓，接到這種電話，我通常回答：「坦白說，我不知道您的狀況。如果您願意過來聊聊，我一定盡力幫忙」。類似的電話接多了，有一天我突然發現，社會大眾一來對於傳統中醫相當陌生，再來，也未免把產後調理看得過於膚淺。

或許有人認為，現代產科醫學這麼發達，中醫師還有他的角色嗎？好比說，遇到急性乳腺炎，如果不能在一兩天之內搞定，我是捧不起這個飯碗的。實際的狀況並不像外人所想的那樣，只要動動嘴，賣賣八珍湯、十全大補湯，就可以輕輕鬆鬆地過日子。產後調理，不是只有錦上添花，而是隨時要有面對各種挑戰的準備。

以下，且容我舉幾個案例說明產後疾病。

產後頭痛

本書前面的章節，我曾經談過為什麼我不願意用把脈來斷病的原因。但若是到月子中心會診產婦，我所面對的產婦很可能從來沒有接觸過中醫，在這種短時間無法解釋那麼多的情況下，常常必須拿出把脈斷病的功夫來炫技。以下我要說的這個故事，距今已經超過十年了，那是我年輕時的遭遇。

很久很久以前，有一天，我應邀到某一家月子中心去會診產婦。還記得那是一個三十六歲的產婦，生第一胎。當時，我看產婦面色蒼白，聽其呼吸聲似乎有一點鼻塞。翻開眼瞼發現血色素不足。查其脈象，寸浮而緊，似有一股內風直衝上焦，雙尺雖弱，尚還有根，稍微想了一下，心裡就有個底了。

我和產婦說：「妳會頭痛是吧？如果依照我的判斷，妳應該本身血色素就不夠，產後失血進一步加重貧血的症狀，導致免疫力下降。接著受一點風寒，所以有點鼻塞，像感冒又像過敏。這幾天半夜起床餵奶，可能睡眠不夠或是睡眠品質不佳，所以感覺頭脹痛不舒服。是這樣子沒錯吧？」

產婦回答我：「沒錯，是有一點鼻塞，像是鼻子過敏。但我倒是不覺得頭痛。」於是，我開了以下這張處方給她。

處方用藥

桑葉一錢菊花二錢	川芎 一錢	細生地 四錢（砂仁拌）
鉤藤 三錢後下	薄荷 一錢後下	丹皮參各二錢
全當歸 二錢	蟬蛻 一錢	枸杞子 三錢

粉葛根 二錢　蔓荊子 三錢
廣陳皮 錢半　柏子仁 三錢
潼白蒺藜各三錢　赤白芍各錢半

我開了一個禮拜七帖中藥給她，並約定下週回診。產婦和我說，她原本以為我會給她吃什麼藥膳之類的，沒想到要喝苦苦的中藥，她不喜歡中藥的味道。於是，我改口說，不然，我們先吃三天看看。產婦接受我的建議。

後來，產婦到櫃檯，一問之下，三天的中藥必須付九百塊錢，超乎她的預期。原本她以為中醫會診是免費服務，她已經花了將近三十萬住月子中心了，沒想到還要額外多花九百塊錢，她說：「我再考慮看看。先不要了。」這件事情就這樣不了了之。

三天後，我還記得是星期六早上。我接到月子中心護理長的電話：「杜醫師，我是××護理之家的某某。請問您還記得嗎，三天前您曾會診〇〇房的某某人，她說那天很奇怪，你問她會不會頭痛，她本來不會頭痛，沒想到當天晚上她的頭就痛了起來，痛到整晚沒辦法睡覺。半夜忽冷忽熱，一直盜汗，現在則是白天晚上都在流汗，全身關節痠痛，奶水突然間都沒了。昨天婦產科醫師剛好來巡房，有開止痛藥給她吃，她說吃了沒效。她在問你，你三天前開給她的中藥，現在還可不可以喝？如果可以的話，她要你現在幫她煮三天的藥送過來給她。」

我把處方找出來看了一下，問護理長：「請問她有發燒嗎？」

護理長說：「就是都沒有啊，所以我們才覺得很奇怪。她一直說她忽冷忽熱，白天晚上汗流不停，劇烈的頭痛像是要爆炸一樣，我在想，是不是要幫她轉去大醫院看神經內科啊？」

我和護理長說：「她又沒撞到頭，也沒感染。這種情況就算送去神經內科，大概也查不出什麼結果。你剛剛講到兩個關鍵字，忽冷忽熱、夜間盜汗。如果我猜得沒錯，她從原本的血虛變成肝陰虛了。之前那張處方，現在不能用了。好啦，等一下我結束門診之後過去你那裡一趟。」

結束門診後，我坐計程車趕去月子中心。果然，我猜得沒錯，病情從原本的肝血虛，走到肝陰虛，所以忽冷忽熱。肝風內動，導致劇烈頭痛。當她汗流不止、毛孔完全打開之下，又不慎受風，進一步加重頭痛的症狀。於是，我重新開了一張處方。

處方用藥

生黃耆 四錢　川芎 錢半　白朮芍各二錢

防風 二錢　川天麻 三錢　五味子 一錢

全當歸 二錢　鉤藤 五錢後下　青蒿 二錢

女貞子 三錢　旱蓮草 三錢

廣陳皮 錢半　穭豆衣 三錢

細生地 二錢（砂仁拌）　山萸肉 二錢

丹皮參各二錢　潼沙苑 三錢

這一次，產婦接受建議，拿了七天的中藥。在我離開前，護理長還是很不放心地問：「真的不用轉診去看神經內科嗎？」我和護理長說：「請給我三天的時間，如果三天後她還在頭痛，再轉診也不遲。」

一如我的猜測，三天後，產婦的頭確實不痛了。然而，我心裡知道，一個禮拜的中藥，只能暫時治標止住頭痛，她體質血虛的問題，沒有幾個月的時間是補不回來的。然而，頭痛雖然好了，我卻再也沒有見過這位產婦。畢竟，對於原本不信中醫、不看中醫的民眾而言，要改變一個人的習慣與態度，其實沒有那麼容易。

醫案一：產後惡露不絕

處方用藥

三十九歲女性，八月二十八日自然產，第一胎。於九月三日突然大出血，就醫後已無大礙。十一月十五日產後已兩個多月，惡露依然未盡，出血量少，色暗黑夾帶血塊。小腹綿綿脹痛，腰酸痛，容易疲倦。泌乳量少，乳出不暢，靠近乳頭部位有硬塊。舌紅、點刺舌、苔薄白，脈浮細弦。

細生地 四錢（砂仁拌） 旱蓮草 三錢 川黃柏 二錢

蒲黃炒阿膠三錢 青蒿 三錢 肥知母 三錢

熟軍炭 錢半 地骨皮 三錢 山萸肉 二錢

川杜仲 三錢 川續斷 二錢

廣陳皮 錢半 蒲公英 三錢

香附橘核各錢半 白朮芍各二錢

以上處方，給藥七帖，服藥至第四天惡露已盡，繼續服完中藥，一週後回診調理泌乳量不足的問題。開立處方如下：

北沙參 五錢 川芎 錢半 川杜仲 三錢

生黃耆 四錢 炒白朮芍各二錢 金毛脊 三錢

全當歸 二錢　路路通 三錢　黃精 三錢
漏蘆 三錢　細生地 四錢（砂仁拌）
陳皮枳殼各錢半　天花粉 三錢
丹皮參各二錢　絲瓜絡 三錢

醫案二一：急性乳腺炎

處方用藥

三十五歲女性，泌乳量極大，產後三週罹患急性乳腺炎，發燒至三八．四度。雙側乳房靠近外圍有硬塊疼痛。腋下淋巴腫大。全身起紅疹，發癢。咽乾口渴，口臭。舌紅，厚黃乾苔，邊有齒痕，脈浮細滑。以下處方，給藥五天排除泌乳障礙。

蒲公英 兩半　川芎 錢半　赤芍 二錢

當歸尾 二錢　苡米仁 三錢　丹皮參各三錢

細生地 四錢（砂仁拌）　象貝母 三錢　陳青皮各錢半

皀角刺 三錢　路路通 三錢

炒麥芽 五錢　天花粉 三錢

生黃耆 二錢　蘆根 五錢

第六章　排尿困難的案例

結合傳統醫學與現代生理學

執業多年以來，我始終抱持一個觀念。雖然中醫和西醫對於病理的解釋方法不同，但是雙方看的，其實是同一個人體，頂多只是觀察角度上的差異而已。接下來，我準備舉例說明，我如何靠西醫的診斷，結合傳統醫學理論與現代生理學，使用中藥治療病患的經驗。

二〇六年一月二十五日，還記得那天是農曆年前最後一個營業日。當時我接到一位二十八歲的女性患者，身上綁著尿袋走進我的診間。

一坐下來就對我說：「醫生，我在去年十二月六號生產，自然產，第一胎，生產的過程都很順利。生完孩子第二天，拿下尿袋之後才發現我竟然尿不出來，只好再把尿袋接回去。後來我又轉診到某某醫學中心的泌尿科，住了一個禮拜，所有的檢查都做了，結果一切正常，但我就是沒辦法自己尿尿，到現在已經一個半月快兩個月了，身上還綁著尿袋。

「前幾天我查了很久的資料，找到一篇大陸的中醫論文是用針灸治療。早上我去婦產科醫師那裡回診，把我查到的資料拿給他看。醫生說，中醫的東西他不熟，但他有認識一個還不錯的中醫師，於是介紹我來找你。你看一下，這是我查到的東西……」

我迅速翻閱了病患所提供的資料後，告訴她：「按照這篇論文所寫的，他是用針灸的方法刺激膀胱三角肌肉群。這樣說吧，排尿其實是一個精密動作，必須靠好幾條肌肉互相協調來控制。他用針灸治療，總共做了十五次。我覺得，就算有超音波的引導，針灸還是難免會扎到微血管，萬一在治療的過程中造成血腫，反而更加棘手。要不然，我們採用內科療法，我開藥讓妳吃看看。」

接著，問清楚事情經過，並診斷病患當時的狀態後，我開了這張處方：

處方用藥

白高麗參二錢	海金沙 三錢	水炙麻黃五分
生黃耆 五錢	生蒲黃 二錢	製香附 二錢
細生地 二錢（砂仁拌）	六一散 三錢	川淮牛膝各二錢
川萆薢 三錢	澤瀉 三錢	
通草 二錢	茯神苓各三錢	
川黃柏 二錢	肥知母 三錢	

給藥七帖。一日服藥一帖，煎藥兩次，早晚溫服。

二月三日，我在農曆年後第一個營業日約了病患回診。一見到病患，我迫不及待地問：「現在的情況怎麼樣？」

病患回答：「醫生。我吃藥吃到第三、第四天，開始覺得好像有辦法自己尿尿，我有能夠控制肌肉的那種感覺。但是因為還綁著尿袋，所以我也不能確定……」

聽到這裡，我連忙拿起電話，撥給一位熟識的泌尿科 C 醫師：「某某兄，抱歉打擾。是這樣的，之前我和您提過的患者，我現在請她去您的門診，我想拜託您幫忙解下她的尿袋。」

C 醫師：「除了解下尿袋，我還需要做什麼嗎？」

我：「解下尿袋就好，拜託您了。」

C 醫師：「萬一解下尿袋之後，她還是尿不出來怎麼辦？」

我：「如果是這樣……那也只能請她回去，拜託您重新接上尿袋了。」

C 醫師苦笑道：「喔，好啦。」

過了幾個小時，病患再回到我的診所。一見到我，很興奮地說：「醫生。我剛剛離開 C 醫師那裡，車子開到半路，我突然覺得有尿意，於是找了一家百貨公司停下來，借用廁所。結果，我發現我能自己上廁所了！」

聽到這裡，我總算鬆了一口氣。翻開病歷，把之前處方上的「生地」劃掉，改成

「當歸」二錢，再開七天的藥給病患，告訴她：「恭喜妳，總算解脫了。我再開七天的藥給妳，吃完就沒事了。」

跳脫教科書的限制

這個案例特殊的地方在哪裡？在我開始解釋處方之前，先附上《中醫內科學》（張伯臾著，知音出版社）教科書上有關「排尿困難」的記載。然後再回頭說明，我如何跳脫過去的思維，用現代醫學的角度處理這個案例的經過。

排尿困難在傳統中醫的名稱叫做「癃閉」。根據《中醫內科學》的記載：「小便不利，點滴而短少，病勢較緩者為『癃』；小便閉塞，點滴不通，病勢較急者稱為『閉』。」

癃病的病位在膀胱，但和三焦、肺、脾、腎、肝均有著密切關係。實證治宜清濕熱、散瘀結、利氣機而通水道；虛證治宜補脾腎，助氣化，氣化得行則小便自通。臨床小便不通，內服藥緩不濟急，可選用外治法來急通小便，臨床常用導尿法與針灸療法

（足三里、中極、三陰交、陰陵泉），簡便有效。

教科書上建議，內科療法的辨證論治如下：

一、膀胱濕熱型

主證：小便點滴不通或量極少而短赤灼熱；兼證：口苦口黏或口渴不欲多飲，苔黃膩舌質紅、脈沉數。用「八正散」治療。

二、肺熱壅盛型

主證：小便不暢或點滴不通；兼證：咽乾煩渴欲飲，呼吸急促或咳嗽。苔薄黃，脈數。用「清肺飲」治療。

三、肝鬱氣滯型

主證：小便不通或通而不爽，脅腹脹滿；兼證：多煩善怒，脈弦。用「沉香散」治療。

四、尿道阻塞型

主證：小便點滴而下或尿如細線，甚則阻塞不通，小腹脹滿疼痛；兼證：

舌紫暗或有瘀點，脈細澀。用「代抵當丸」治療。

五、脾氣不升型

主證：時欲小便而不得出，或量少而不爽利，小腹墜脹；兼證：氣短，語聲低微，精神疲乏食慾不振舌質淡，脈弱。用「補中益氣湯合春澤湯」治療。

六、腎陽衰憊型

主證：小便不暢或點滴不爽，排出無力；兼證：面色白，神氣祛弱，腰膝冷而痠軟無力舌淡脈沉細而尺弱。用「濟生腎氣丸」治療。

以上的內容節錄自教科書，也是當前海峽兩岸中醫學院普遍採用的教學方法。不只在學期間讀書考試根據這個內容，中醫師上媒體發表文章也是按照這個範本。其中的差別只在於，根據文章的受眾不同，看是要把艱澀的專有名詞解釋到什麼程度而已。

這樣的教學模式，可以幫助學生迅速掌握學習重點，建立基本學理架構。加上書寫內容條理清晰，容易讓社會大眾理解中醫。然而，這樣的分類方法，卻違反了傳統中醫的精神。

「西學為體，中學為用」的實踐

我向來反對用「辨證分型」的方法處理臨床工作。那麼，針對這個「排尿困難」的案例，我是怎麼樣融合中西醫理論來探求病因進行治療呢？讓我們再看一次處方：

處方用藥

白高麗參二錢　海金沙 三錢　水炙麻黃五分
生黃耆 五錢　生蒲黃 二錢　製香附 二錢
細生地 二錢（砂仁拌）　六一散 三錢　川淮牛膝各二錢
川萆薢 三錢　福澤瀉 三錢

通草 二錢　茯神苓各三錢
川黃柏 二錢　肥知母 三錢

排尿，其實是一個相當精密的動作。根據解剖構造，男生的尿道比女生還要長，因此，對男生而言，必須讓好幾條小肌肉互相協調，才能控制排尿。但女生就不是如此了。因為尿道的結構較短，很多女生其實並不擅長控制膀胱肌肉群，光是靠著腹肌收縮的力量，就可以控制排尿。

尿液的貯存與排放是由交感神經、副交感神經，以及大腦所控制的體神經來支配，骨盆腔肌肉群亦扮演輔助腳色。有時候，生產過程造成神經失能或解剖位移，都有可能造成排尿障礙。案例中的產婦曾經轉診到醫學中心住院一週，尿路動力測試一切正常。因此，初步可以排除神經傷害的疑慮。

直覺上，當我們看到解尿困難，可能會想使用利尿劑來治療。然而，仔細再想一想，生產過程中骨盆肌肉或神經長時間被擠壓，造成肌肉無力，甚至發炎、水腫，或許才是無法解尿最關鍵的因素。因此，在用藥的選擇上，優先考慮「補氣」以增加肌耐力，促進細胞修復，並且適當地加入清熱消炎藥物，肯定比使用利尿劑治療，來得更為恰當。

所以處方使用白高麗參搭配黃耆來補氣，就是這個道理。白高麗參味甘、性微寒，功專大補元氣，並有輕微的消炎作用，是為首選藥物。產後肌肉鬆弛、腠理空虛，選用黃耆益氣固表最為恰當。此外，大劑量的黃耆還有利尿的效果，此乃一兼二顧之策。

海金沙是一種蕨類植物的成熟孢子，可以殺菌、消腫，用來治療癰腫瘡毒。《本草綱目》上記載：「海金沙主治濕熱腫滿，小便熱淋、膏淋、血淋、石淋、莖痛，解熱毒氣」。選用海金沙來「清利濕熱、通淋止痛」，可以讓尿液中的雜質，好比草酸鈣的結晶等等更加順利的排除，並有止痛的效果。

那麼，處方使用生地、蒲黃，又是什麼用意呢？古書上記載：「蒲黃歸心、肝經，性涼而利，能潔膀胱之原，清小腸之氣，故小便不通者，前人必用。」這個案例有一個很特別的地方，病患的尿袋綁很久了，在西醫的例行回診中，經常在尿液裡檢驗到潛血反應，也曾經出現血尿。

在治療手法上，不能單純認為，補氣、增加肌力之後，她就可以自行解尿。因為病患並非長期臥床，平常也到處走動，尿道難免有些發炎血腫，這點一定要考慮進去。本虛而標實，萬一氣補起來了，卻因為尿道發炎腫脹而無法排尿，仍然會功虧一簣。蒲黃這味藥，散瘀生用、止血炒用。在處方加入生蒲黃散瘀、生地涼血、黃柏消炎，結合高麗參、黃耆補氣，才能達到標本兼治的功效。

以上所說的重點，都是根據現代西醫理論來做分析，差別在於使用中藥來做治療。我們已經知道，產婦是由於腹肌無力所以無法自行解尿。既然如此，為什麼都生完小孩五十天了，腹肌的張力還是回不到產前的狀態？到底是什麼關鍵讓系統停擺之後就沒有辦法重新開機？

提壺揭蓋

這時候，就要提出傳統中醫「調暢氣機」的理論來做說明。氣有升就有降，升降之間平衡運轉，謂之「氣機通調」。麻黃、牛膝、萆薢，這三味藥物的搭配使用，就是調暢氣機的關鍵。

處方裡使用麻黃，目的是用來「宣發肺氣」（簡稱宣肺）。什麼是宣肺？為什麼要宣肺？這就要談到傳統中醫所說的「提壺揭蓋」法。

大家應該都看過茶壺吧。茶壺的蓋子上有個小洞，如果想要讓茶壺出水流暢，就必須維持蓋子上的小洞開放。反之，當你用手指頭壓住那個小孔，茶壺裡的水就倒不太出來了。

所謂「提壺揭蓋」法，是傳統中醫用來治療大小便不通的慣用招式。傳統醫學認為大小便不順暢，導因於人體上端肺部的氣機受到閉塞，就如同茶壺蓋子上的小氣孔被堵住一樣，洞堵住了，水就出不來。所以，只要上半身的肺氣能夠宣通，下半身的大小便自然能夠流暢。簡言之，用麻黃宣發肺氣（你也可以想像成擴張支氣管），可以幫助小便通暢，這就是提壺揭蓋法的具體實踐。

「宣肺」與「肅降」是一體的。用了麻黃宣肺，同時搭配牛膝來「引藥下行」，宣肺肅降至此完備。《本草綱目》云：「萆薢能除陽明之濕而固下焦，故能去濁分清」。麻黃、牛膝，再加上萆薢「分清瀉濁」，處方就是藉由這三味藥物互相協同，讓「氣機」得以升降有司。

補氣、健脾、清熱、涼血、化瘀、通淋，再用提壺揭蓋來畫龍點睛，整個處方的架構就是這樣設計出來的。最後再酌量加入六一散、通草、澤瀉等利尿藥物，不過是錦上添花的功夫。

附錄

漫談中醫外科與異位性皮膚炎

傳統中醫如何定義外科

在古人的觀念裡，凡是生於人身之外表，手能觸之、目視能及者，諸如腫、潰、皮膚、五官疾病……甚至一部分內臟腫瘍及風痛等，皆稱外科。所以說，皮膚科在傳統中醫歸屬於外科。如果用現代醫學的分科方式來看，一般所謂內外科，以手術動刀與否來界定，與傳統中醫的定義不同。因此，西醫的皮膚科比較接近五官科，為內外兼具的獨立科別。

有趣的是，西醫的皮膚科、外科，臨床治療的概念和傳統中醫恰好相反。西醫皮膚科除了手術之外，內服藥與外用藥並重，尤其是外用藥的種類繁多而複雜。而西醫的外科擅長開刀處理臟腑等內在器質性的問題，處理外傷卻很少使用外用藥，多半清創之後將傷口消毒洗淨然後覆蓋，傷口保持越乾淨越好，盡可能避免與外界環境接觸。

而傳統中醫的皮膚科大概在明代之後走向內治法，認為外在皮膚的病灶皆是內在臟腑問題所顯現，因此注重內服藥而少用外擦藥。中醫處理外傷，則經常將草藥搗碎後敷在傷口上。大家或許認為，這些草藥沒有經過消毒，敷在傷口上難道不會造成感染嗎？很特別的是，傳統中醫強調去腐生新，似乎不太重視這個問題。

自古以來，中醫外科又有「大外科」與「小外科」之別。小外科侷限在治療癰疽、痔瘡、耳鼻咽喉五官等等；擅長大外科的中醫師，則兼看內科疾病。如同前述，傳統中醫在明代經歷了內科化的過程。汪機先生在《外科理例》裡提到：「外科者，以其癰疽瘡瘍皆見於外，故以外科名之。然外科必本於內，知乎內以求乎外，其如視諸掌乎。」可見，如果想要處理外在皮表的病灶，必須內外並重，甚至是以內治外。

中醫外科的傳承不易

中醫外科學是國內中醫系學生必修科目，也是中醫師國家考試指定項目。但國內大多數的中醫師幾乎都有個感受，學生時代囫圇吞棗地將書本背完，考完國考之後，《中醫外科學》的課本從此束之高閣，對於書本內容也是相當陌生。為什麼會發生這樣的情況？這一切得要翻開歷史細說從頭。

早年，朱士宗教授上台授課的時候，並沒有教材，只有手頭上的講義讓同學們傳抄。後來，才有了國立編譯館編輯，委託正中書局發行的《中醫外科學》部訂大學用書。課本裡分成兩個部分，前面四十頁「總綱」的部分，由朱教授親自執筆，系統性地介紹朱氏外科的家傳心法；後面三百多頁的「各論」，依據病名分門別類介紹皮膚疾病，則是由中國醫藥學院前幾屆的學生整理歷代典籍合力完成。

在這裡，出現了很大的問題。首先，皮膚疾病必須要「現場看」才會明白。即使朱教授用盡心力教學，學生一來沒有臨床經驗，加上沒有實際的案例可供觀摩，導致課堂上傳授學問猶如隔靴搔癢。再者，理想中的教學模式不該只限一家之言，而是希望學生能有較寬廣的視野融會古今，因此，大量的課程內容，反而著重在後面三百多頁的各論。最終的結果，學生為了應付考試，背誦了縱貫千年、橫跨百家的學說，面對臨床卻莫衷一是，只能各憑造化。

那一年我從中國醫藥大學畢業，一邊在老東家「陳俊明中醫師診所」執業。同時，我有幸接受朱樺老師的指導，利用每個星期一門診空檔，在朱師父子身邊跟診抄方長達六年寒暑。也是因為這樣的機緣，才能略窺朱氏外科的堂奧。雖然我的中醫臨床是由外科(皮膚科)開始學習,但由於時代背景和執業環境因素,日常接觸的多為婦科、內科、兒科病患,尤其是在不孕症的領域開啟了和西醫的合作關係。傳統癰疽瘡瘍之類的病患少見,刀具、捻藥等處理痔瘡瘻管的外科手術,我甚至不曾接觸。

有關異位性皮膚炎的中醫治療,很久以前我就想找個機會,整理我在朱樺老師身邊跟診的見聞。為什麼拖到今天才勉強擠出這麼一點內容?一來,朱師的學問宛如翰海,我的輩分低微、見識又淺,東拼西湊之下難以自圓其說,不免貽笑大方。再者,這些年來,我忙著診務與家庭,實在力有未逮。轉眼間十年歲月匆匆過去,記憶力一天天模糊,只怕再過幾年,就什麼也沒剩下了。眼看著比我更懂、更夠資格的前輩們都沒有開口,為了不辜負朱師的苦心指導,我只好硬著頭皮嘗試寫點東西。

這幾年來,朱士宗教授仙逝,朱樺老師又早已退休不問俗事,漸漸可以看到坊間有中醫同道打著朱家的名號出來賣藥。雖然我跟在朱師身邊的時日不多,只有學到皮毛,甚至不敢妄稱朱家門生,但是看到宣稱「師承上海派國醫朱士宗」的某醫師,開發了神藥「××方」,舉凡濕疹、異位性皮膚炎、脂漏性皮膚炎、酒糟性皮膚炎、汗皰疹、乾癬、蕁麻疹,甚至紅斑性狼瘡皆可治療。才識淺薄如我,不免感到驚駭莫名。

根據我的記憶，朱師向來重視辨證，從來沒有說一張處方通行天下的道理。宣稱百病可治的「××方」，不但和我記憶中朱師的用藥習慣天差地遠，處方的架構更是匪夷所思，令人難以理解。坦白說，我也不知道孰是孰非，因此，我只能就個人記憶所及，整理《中醫外科學》總綱有關「異位性皮膚炎」的部分，附上朱樺老師醫案數則，並分析用藥思維，提供給各位讀者先進參考。

異位性皮膚炎之辨證

異位性皮膚炎又稱異位性濕疹（Atopic eczema），是現代醫學診斷名稱，屬於一種先天過敏性濕疹或特應性皮炎。為多因子疾病，和遺傳相關。以多面貌皮膚病灶，反覆發作，劇烈搔癢為表現。病患常常伴有氣喘、過敏性鼻炎、過敏性結膜炎、偏頭痛等病史。約有百分之五十至六十的病患，在一歲以前的嬰兒期就開始發作。

本病病因複雜，多半具有家族史。由於皮膚表層缺陷，角質層的水分容易流失，加上搔抓之後造成皮膚損傷，使得環境過敏原、細菌等抗原容易穿透皮膚表層。九成以上的病患，皮膚上可以找到金黃色葡萄球菌的菌落，因此容易造成化膿性感染。病患血清中IgE（免疫球蛋白E）升高，加上細胞免疫缺陷，容易反覆受到皰疹病毒感染，病毒疣的發病機率也會提高。其他諸如蛋白質類的食物、加工食品、情緒壓力、季節變化、流汗、甚至疫苗接種等等，也是造成誘發的原因。

如此複雜多變的異位性皮膚炎，在傳統中醫有不同的名稱。有依據病患年齡與部位來命名，例如「胎斂瘡、奶癬、乳癬」，代表發病與餵奶相關，特徵為嬰兒頭面部多形性皮損；也有依據病灶的部位特徵來命名，好比「浸淫瘡」指的是遍發全身的搔癢滲出性皮膚炎，「四彎風」發於手肘、膝關節內側的對稱性濕疹，以及被稱為「腎囊風、繡毬風」的陰囊濕疹；還有依據病因來命名的，好比「血風瘡」指的是由肝脾二經，濕熱外受，風邪侵襲皮膚，鬱於肺經所致。

異位性皮膚炎之辨證，除了必須配合四診八綱之外，尤其重視氣血津液，並且參考皮表局部症狀。八綱之中首重陰陽，辨明陰陽而後可以分清表裡、虛實、寒熱。

經云：「風為百病之長，而無定體。」異位性皮膚炎屬於風病，表現出「風濕」與「風燥」兩種類型。氣血津液的榮枯，正是判斷風濕或是風燥的關鍵。

風濕為病者，疙瘩滋生，搔癢流水，蔓延增竄，纏綿不休。搔癢滲出性皮膚炎「浸淫瘡」，或是發於四肢關節屈側面的對稱性濕疹「四彎風」，就是典型風與濕相合為病，治法應以祛風利濕為主。

風燥為病者，搔癢或微癢脫皮，或是燥裂痛楚。異位性皮膚炎呈現苔癬化病灶的「血風瘡」，就是典型風與燥相合為病。血虛風燥，治法應以養血潤燥為主。

診斷皮膚病灶，有兩個觀察重點。其一，藉由觀察病患本身的氣血膚色來判定體質虛實；其二，才是觀察局部病灶，辨腫、辨痛、辨癢、辨膿。

而發癢是異位性皮膚炎最主要的症狀。癢者屬風，風多則癢，熱多則痛。皮膚發癢，如果為風氣勝者，則走竄無定，遍體作癢，或搔破血溢、隨破隨收，多為乾性；如果屬於濕氣為勝者，則浸淫四竄，黃水淋漓，容易沿著表皮潰爛；若為熱氣勝者，皮膚癮疹，焮紅灼熱作癢，或結痂成片。凡是皮膚變厚、乾燥、脫屑生癢，經久不癒者，謂之「血虛風燥」（風阻於皮膚間，使皮膚失去濡養）。血虛生風，屬於內風，歸納在虛證。

異位性皮膚炎的治療原則

一、氣血調和之道

氣血壅滯、窒塞不通，必生腫痛。所以消腫止痛，首重行氣行血。大體上，行血藥物不可以過猛，破血行瘀之品不宜輕率投用。若論行氣與行血之間的權衡，所謂「氣行則血行，氣滯則血瘀」，行氣優先於行血，處方用行氣藥也較為穩妥。古人治瘡瘍，首重氣分藥，正是這樣的道理。氣為陽、血為陰，根據陰生陽長的理論，血虛證的治療必搭配補氣藥，補氣生血乃是正途。

養血通劑我們舉四物湯為例。四物湯由芍藥、地黃、當歸、川芎所組成，四味藥物二陰二陽，不僅在藥物的加減上，甚至用藥的輕重皆能改變其性質。單用芍藥地黃，偏重在養血滋陰；單用當歸川芎，則偏重補血活血。

四物作為補血養血藥，生地、當歸用量較重，芍藥次之，川芎又次之，甚至不用。若是用在活血的功能，捨棄生地不用的情況下，芍藥的用量又重於當歸，川芎仍維持最低劑量。原因何在？為了防止藥性過於溫燥，避免血熱妄行是也。由此可見，活血必須兼顧涼血，既要加速血液運行，又要降低溫度，處方搭配丹皮、白薇，用意正是如此。

二、治痰之道

朱丹溪有云：「東南地土卑濕，由濕生熱，濕熱互蒸，痰即生焉。又如體質素弱，脾運失司，大氣之斡旋無權，飲食之消化不力，坐令水穀之精不為津液以灑陳於五臟，和調於六腑，亦足釀為頑痰濁飲，以成斯痰也。」

上面這一段話講得非常精準。「痰」這個字，是由病字部首，裡面一個炎（有兩個火），可以看得出來非常熱。傳統中醫對於痰的解釋不單純只是呼吸道感染發炎之後的分泌物，而是將人體內一切流動不利、代謝不良的廢物，統稱為痰。我們觀察長年臥床的病患，並不是遭受病原侵襲，呼吸道沒有發炎，為什麼會有那麼多的痰需要每天要幫他抽？理由很簡單，消化不良，身體少動、不動，循環代謝不利故生痰。

異位性皮膚炎的患者，血氣運行不暢，營衛周流滯塞不通，以致經絡之中固有津液羈留不動而化成痰。因此，皮表病灶的膿腫，皆可視為痰瘀的表現。化痰軟堅散結的藥物，好比貝母、瓜蔞、茯苓、薏仁、蟬蛻、蘇子等，為治療皮膚疾病必用之列。

三、清熱之道

外感六淫，蘊積無不化熱；內傷七情，變動皆能生火。皮膚潰瘍性疾病，多為熱病而少見寒證，故以清潤寒涼為主治。如同前文所述，朱氏外科處理皮膚疾病，除非遇到像是「毒火」，來勢迅速、易散難聚，才會重用苦寒瀉火藥物。一般情況主張清熱藥輕用。這樣的立論依據，包含著以下幾種思維：

第一，風熱為病，好比頭面遊風，因風生熱，治法宜輕宣疏散，過早使用寒涼瀉火之劑，惟恐熱勢已退而其堅猶在，反成頑疾；第二，濕熱為病，好比濕癢諸瘡、膿窠流火，因濕而生熱。雖然必用清熱藥，尤其注重淡滲導濕。如果重用黃芩、黃連直折其火，只怕熱勢漸減而積濕不化；第三，苦寒重劑，易伐傷脾胃，脾胃虛寒免疫力就會低下。或是瀉火太過，致使氣凝血滯，反而加重病情。

四、理濕祛風與滋陰潤燥之道

大體而言，皮膚發炎潰瘍，以濕熱二者較多。偏於熱者，灼熱疼痛伴隨發膿；偏於濕者，發癢流水。痛、癢、膿水的分途，即是熱毒與濕邪的辨證關鍵。熱毒挾風邪為患，大多發在上半身；濕毒為患，多發於下半身。因此，治療上半身病灶，重點放在瀉火；治療下半身，則偏重利濕。濕疹潰瘍而成「浸淫瘡」，每每泛發全身或在四肢末端，其病源在於脾土虛弱不能運化，治療原則首重健脾化濕。

濕邪為瘍，最易挾熱。濕與熱合，乃流注於肢體，外達於皮毛。因此，祛濕藥物必與清熱、祛風藥物相輔為用。清熱、祛風、祛濕的用藥選擇上，應該重視藥性藥味、臟腑歸經，並且善用引經藥物，才能直達病所，事半功倍。

臨床所見，異位性皮膚炎患者病程多半纏綿已久，風、濕、熱、血虛，四者互相交纏，臨床診治往往多管齊下、標本兼治。好比說，化熱傷陰、血虛風燥，治宜滋陰潤燥。然而，滋陰容易留濕，理濕與潤燥之間，兩者互相衝突，用藥劑量的比例，必須謹慎拿捏。異位性皮膚炎治療的成敗，臨床功力的高下，取決於辨證精準與否，以及藥物搭配的比例是否恰當。

醫案一

五歲小妹妹，異位性皮膚炎，精神敏感，睡不安。食慾不振，對多種食物過敏。全身浮腫，身體多處濕疹，發癢，搔抓破皮。

細生地 二錢（砂仁拌）　茯神苓各三錢　廣陳皮 一錢

路黨參 三錢　川芎 一錢　燈心草 五分

淡竹葉 三錢　炒白朮 錢半　粉丹皮 二錢

白薇 三錢　黃芩 二錢

川石斛 三錢　炒穀芽 三錢

西牛黃 一分研末另服

醫案二

七歲小弟弟異位性皮膚炎。病毒疣反覆感染。全身起紅疹，手腕腳踝部位皮膚增厚腫脹，表面充滿皺褶。手肘膝蓋內側，搔抓皮損，血跡斑斑。

細生地 二錢（砂仁拌）　白薇 三錢　紫丹參 三錢
淡竹葉 三錢　全當歸 二錢　參三七 一錢
六一散 三錢　津玉竹 三錢　豨簽草 三錢
地膚子 三錢　粉丹皮 二錢
茯神苓各三錢　菊花 二錢

醫案三

十歲小妹妹，氣喘病史，鼻過敏，鼻塞，不時喘咳，常感冒。異位性皮膚炎，身體多處病灶。

細生地 二錢（砂仁拌）　炒丹皮 二錢　黃芩 二錢

北沙參 三錢　白茯苓 三錢　款冬花 三錢

生甘草 一錢　川芎 一錢　白薇 三錢

光杏仁 三錢　天麥冬各三錢

金銀花 五錢　炙枇杷葉三錢

菊花 二錢　薄荷 五分後下

醫案四

二十七歲男性，異位性皮膚炎病史，十年前曾調理三個月痊癒，半年前開始復發。患者皮膚乾燥，腹部、大腿內側濕疹、發癢。雙手手肘外側對稱性乾癬。

細生地 二錢（砂仁拌） 生甘草 一錢 白薇 三錢
金銀花 五錢 廣陳皮 錢半 淡竹葉 三錢
苡米仁 五錢 白茯苓 三錢 天麥冬 各三錢
菊花 二錢 豨薟草 三錢
淡子芩 二錢 晚蠶砂 三錢
肥知母 三錢 津玉竹 三錢

醫案五

三十二歲男性。異位性皮膚炎，背部病灶嚴重。富貴手，手掌乾裂，手指脫皮，指尖末梢麻木，指甲邊緣潰爛發癢難忍。

細生地 二錢（砂仁拌）　金銀花 五錢　苡米仁 三錢

川芎 一錢　淡竹葉 三錢　豨薟草 三錢

粉丹皮 二錢　白薇 三錢　苦參片 三錢

全當歸 二錢　生甘草 一錢

津玉竹 三錢　廣藿香 二錢

白茯苓 三錢　菊花 二錢

醫案六

三十四歲女性，身體多處皮膚乾癢脫屑，搔抓破皮出血。心煩口渴、心悸失眠。臉部痤瘡，不時嘴破，牙齦腫，口臭。

細生地　三錢（砂仁拌）　天麥冬各三錢　津玉竹　三錢

粉丹皮　二錢　淡竹葉　三錢　淡子芩　二錢

菊花　二錢　白薇　三錢　蘆根　四錢

金銀花　五錢　炒山梔　二錢

白茅根　三錢　川石斛　三錢

眞珠母　五錢　白茯苓　三錢

參三七　五分研末另服

醫案七

三十六歲男性，異位性皮膚炎，全身濕疹發癢。頭皮髮際脂漏性皮膚炎，下肢腿脛側大面積皮膚潰爛，膿水不止。

白高麗參二錢　淡竹葉　三錢　炒丹皮　二錢

細生地　二錢（砂仁拌）　白薇　三錢　菊花　二錢

全當歸　二錢　生甘草　一錢　金銀花　五錢

天麥冬各三錢　苡米仁　四錢

津玉竹　三錢　苦參片　三錢

紫蘇葉　三錢　川黃柏　三錢

中醫不分科的精髓

台灣中醫執業不分科。與台灣民情不同的是，從前在中國大陸，中醫是有分科的。

朱士宗老師曾經笑著和我說：「我剛來台灣的時候在台北橋一帶開業。那時候也不會講台語，我根據從前的習慣，招牌上掛著『國醫朱士宗外科』。曾有一位罹患氣喘的病患，人家介紹他來看診，結果病患走到門口看到招牌，心裡想，我這個是氣喘，怎麼會是找外科醫師看呢？於是轉頭回家。後來，聽人家建議，他的氣喘一定要來找我，所以又來到我診所門前觀望，駐足想了幾分鐘，還是決定回家不看了。過了一陣子，又有人介紹他來，一共三次，他終於下定決心走進來掛號。後來，氣喘看好了，病患和我說起這件事，我才恍然大悟，把招牌上『外科』兩個字拿掉。」

對於朱師這段話，我個人的體會是這樣的。過敏性皮膚炎看似簡單，用藥不會很雜，但若能掌握用藥訣竅，一理通、百理同。推而廣之，內婦兒科疑難雜症，臨床用藥自能得心應手。

朱樺老師曾經說過：「臨床開方就好比做菜，要是人人都說好吃，那就八九不離十了。」在我的感受裡，處方開甘草，就像是做菜時加味精一樣。加少許的甘草來調和諸藥，就像加味精，可以增添食物的風味。但是甘草不能大劑量濫用，少量的甘草有消炎的作用，大劑量的甘草卻像類固醇，吃了會水腫。

觀看朱師這幾張處方，用藥相當精準。如同朱樺老師說的：「我們家屬於江浙派，江浙一帶用藥的特色在於『清熱藥輕用』。輕可去實，四兩撥千金是我派的特色，用在皮膚炎，善用蘆根、淡竹葉、菊花等清宣之品。諸如大青葉、龍膽草，大苦大寒的藥物，除非是遇到帶狀皰疹高峰期或是肺炎、蜂窩性組織炎等實熱證，否則輕易不用。」清熱藥輕用，尤重淡滲利導，活血消腫同時涼血潤燥，標本兼治。不以攻伐為能事，固本培元為高著。即使是一錢的甘草，也蘊含著深意、不容小覷。

朱氏外科的臨床診斷與用藥風格，和其他門派差異極大。天底下治療皮膚的手法很多，各門各派互有巧妙之處。如果年輕學子還沒有一個學習方向，也有意仿效朱家的手法治療皮膚疾患，我個人建議，不妨先從文章列舉的藥物開始熟悉，至少先有個骨幹，再來考慮觸類旁通，假以時日，青出於藍也未可知。

就好比煮菜，這個世界上的食材、烹調的手法何止千萬，但若想讓廚藝達到一定的水準，首先必須要能掌握鹽、糖、醬油這三種基本調味的比例。臨床遣方也是一樣的道理，當我們發現臨床療效不如預期的時候，難免會想要加重劑量，或是改用更剛猛的藥物。其實，問題常常是出在辨證不夠精確，用藥的比例沒有適當拿捏。

從前，我在朱師身邊觀察，皮膚疾病只要服藥二到四週，都能看到顯著的好轉。文章所列舉的用藥雖然精簡，相信已經有辦法處理百分之八十的情況。當然，這個世上總有一些辨證不適用這些藥物，但為了避免學習的路途雜亂無章，至少要先能掌握基礎，再來擴大學習範圍。

中醫沒有秘方，唯有用心而已

朱樺老師曾經對我說過：「你來我這裡看了這些年，你也知道的，沒有什麼秘方。」我個人認為，辨證論治端看細心與否，病患的症狀千變萬化，處方當然也要隨機應變。如果預先設計好一種成方，妄想可以解決所有的問題，姑且不論其療效，一旦想要偷懶，停止思考，日積月累下來，只怕大腦愈加遲鈍。

記得有一位五星級飯店主廚，後來代言了某一品牌的調味料，教大家「偷吃步」。意思就是，我之所以能夠成為名廚，說穿了就是靠這罐調味料，任何食物只要加了它，肯定色香味俱全。看到這則廣告，我心裡不免對這位名廚感到惋惜。惋惜他空有一身手藝，卻不肯愛惜羽毛。回頭想起自己離開恩師門下這些年，雖然混不出什麼名堂，但是對於恩師的諄諄教誨，我始終謹記在心，不敢絲毫有忘。

常用藥物解析

白高麗參：

高麗參採收後，不加炮製直接陰乾而成。味甘、微苦、性微寒。歸肺經、脾經。本品功專大補元氣，補脾益肺、生津止渴、安神定志。《本草備要》云：「氣運則積化，故能破堅積。氣旺則痰行水消，故能消痰水」。朱師認為，白高麗參沒有紅參的溫燥之性，兼有消炎的功效，尤其適用病後體虛、手術後傷口發炎的病患。

黨參：

味甘性平，歸肺經、脾經。用於脾虛食少便溏，四肢無力，心悸，氣短，口乾，自汗。《本草正義》云：「黨參補脾養胃，潤肺生津，健運中氣」，主要是黨參含有大量皂苷，可以刺激腸胃蠕動，並且幫助動物性蛋白質與脂質的分解吸收。黨參又能降血壓血糖，對心血管疾病的患者尤為安全適宜。

黃耆：

性味甘溫。金元以後，皆稱黃耆為瘡家聖藥，凡是遇到潰瘍，無論是癰腫焮赤，風火暑濕，無疫不與。結果往往癰腫愈托愈高、潰瘍且補且腐，使用黃耆不可不慎也。黃耆補氣，生用固表、炙用補中。臨床使用有個重點，必須辨為「表虛證」，才能用黃耆當成主藥。好比瘡瘍久敗，表皮暗沉而膿水淋漓、津液耗竭，其虛在表，此時此地，黃耆方可視為瘡家聖藥。

丹參：

味苦微寒，歸心經、肝經。《日華子本草》云：「排膿止痛，生肌長肉，破宿血，補新生血，惡瘡疥癬，癭贅腫毒，丹毒，頭痛，赤眼；熱溫狂悶。」本品性寒涼血又能活血，善清瘀熱消癰腫，廣泛用於各種瘀血症狀。

牡丹皮：

苦辛微寒，歸心經、肝經、腎經。《本草經疏》云：「癰瘡者，熱壅血瘀而成也。涼血行血，故療癰瘡。辛能散血，苦能瀉熱，故能除血分邪氣。」；《本經疏證》云：「牡丹皮入心，通血脈中壅滯與桂枝頗同，蓋桂枝氣溫，故所通者血脈中寒滯，牡丹皮氣寒，故所通者血脈中熱結。」丹皮搭配當歸、熟地則補血；配生地、黃芩則涼血；配川芎、白芍藥則調血；配牛膝、紅花則活血；配枸杞、阿膠則生血。陰中之火，非配知母、白芍藥不能去，丹皮能瀉陰中之火，使火退而陰生。

白薇：

白薇、白前這兩種藥物，自古以來在很多地區出現顛倒混用的情況。兩種都是蘿摩科植物，外觀非常相似。朱氏外科家傳處方使用的白薇，現已由官方正名為白前，學名*Cynanchum stauntonii*（Decne.），其簡易的鑑別法是折斷面呈中空狀。方書上記載其為潤肺降氣化痰藥，然而，朱師與我個人的用藥經驗都認為，其能清血熱、退虛火。另一種現已被官方正名的白薇，服用後容易引發嘔吐反射。

甘草：

味甘性平，歸心經、肺經、脾經、胃經。用於癰疽瘡瘍、咽喉腫痛，並有調和諸藥之功。朱師在皮膚外瘍使用甘草，除了單用，常見的用法還包括「六一散」，以及「雞蘇散」（六一散加薄荷包煎）。

六一散清暑利濕、導熱通竅，適合用在水腫病患。辨證原則在於大便溏、腹瀉，舌苔厚膩。大體上，小便不利、疹出不透可以用雞蘇散。一般認為，薄荷主要成分為揮發油，不宜久煎。雞蘇散將薄荷與滑石、甘草包在一起煎服，是為了降低薄荷的升散之性。這裡特別指出一件事，後世的藥典多認為薄荷性味辛涼，唯獨《神農本草經》記載薄荷「性溫」，而朱氏家傳醫學也認為薄荷是「溫通上行」的藥物。

金銀花：

性味甘寒，歸肺經、心經、胃經。金銀花自古被譽為清熱解毒的良藥。性甘寒、氣芳香，甘寒清熱而不傷胃，芳香透達又可祛邪。金銀花既能宣散風熱，還善清解血毒，用於各種熱性病，如身熱、發疹、發斑、熱毒瘡癰、咽喉腫痛等症，均有顯著效果。

金銀花對於多種病原體具有殺菌抑制的效果。如金黃色葡萄球菌、溶血性鏈球菌、大腸桿菌、痢疾桿菌、霍亂弧菌、傷寒桿菌、副傷寒桿菌等均有一定抑制作用。用於呼吸道感染疾病，一般用量三錢；若是用在皮膚瘡瘍，則需要開到五錢。

甘菊花：

味苦甘性微寒。歸肺經、肝經。能疏散風熱，治癰瘡腫毒，散濕痹遊風。菊花兼有清肝、疏風與祛濕的效果，主要是作為金銀花的配伍藥物。

淡竹葉：

味甘淡性寒。歸心經、胃經、小腸經。《本草綱目》云：「去煩熱，利小便，除煩止渴，小兒痘毒，外症惡毒。」淡竹葉除煩止渴，用在熱病傷津，心煩口渴的症狀。此外，本品甘淡性寒，功能清心降火、滲濕利導，用來主治口舌生瘡、水腫尿少、小便澀痛。本品和燈心草作用功能相類似，常相伍為用。

蘆根：

味甘性寒，歸肺經、胃經。《本草備要》云：「甘益胃、寒降火。主治嘔噦反胃、消渴客熱、傷寒內熱。解魚蟹河豚毒。」蘆根主治肺熱咳嗽、肺癰吐膿，為常用的化痰排膿藥物。又能治熱病煩渴、牙齦出血、口臭，有清熱利尿的功效。

苦參：

味苦性寒，歸心經、肝經、胃經、大腸經、膀胱經。苦參解熱毒，用來治療皮膚搔癢，血風瘡癬，頑皮白屑。性寒，功能清熱燥濕，又能殺蟲止癢，用治帶下色黃，陰腫陰癢。本品主治下焦濕熱，兼能通利小便，使濕熱從小便排出。

苡米仁：

甘淡微寒，歸脾經、胃經、肺經。本品利水滲濕，用於治療小便不利、水腫。苡米仁健脾止瀉，能增進食慾，幫助消化，治療腳氣病，筋急拘攣，和脾虛泄瀉。排膿，解毒散結，用在治療內癰，例如肺癰，腸癰，贅疣，癌腫等。朱師曾經提到一個臨床重點，治療皮膚腫瘍潰爛，如果皮膚乾、沒有水泡，用梔子清熱瀉火。若見皮膚潮濕起水泡，用苡米仁利濕排膿。

豨薟草：

味苦性寒，歸肝經、腎經。豨薟草屬於風藥，功專祛風濕、通經活絡、清熱解毒，並有止癢的效果。臨床上大概有兩個用途：第一，用於瘡瘍腫毒、濕疹搔癢；第二，用在風濕痹痛、骨節疼痛、四肢麻木。如同前述，異位性皮膚炎屬於內風，尤其是用在治療手肘、膝蓋關節內側的四彎風，祛風藥物應該優先選用豨薟草。荊芥、防風為辛溫解表藥物，除非有表證，否則較少用於異位性皮膚炎患者身上。

地膚子：

味苦辛性寒，歸腎經、膀胱經。本品有清熱利濕，祛風止癢的效果。用在治療皮膚風疹、濕瘡浸淫、皮膚搔癢，又可治療小便澀痛、帶下陰癢等症狀。

黃芩與黃柏：

二藥皆味苦性寒，功專清熱燥濕、瀉火解毒。朱師臨床使用黃芩、黃柏不分上焦、下焦，而是認為黃芩清氣分熱，黃柏清血分熱。黃芩、黃柏常與知母配伍。知母入肺經氣分，黃柏入腎經血分。知柏相須併用，能滋陰瀉火。

▲外用藥：藍藥膏

治療乾癬、濕疹，異位性皮膚炎，主要還是以內科療法為主，外用藥只是輔助。青黛可以用來清熱解毒、涼血消斑，素為歷代醫家所共識。市售以青黛為主成分的外用藥膏多半大同小異，在此提供朱氏外科「藍藥膏」配方，供讀者參考。

成分：以凡士林為基劑。藥物包括青黛、生石膏、冰片。其中，石膏所占比例最多，青黛次之，冰片酌量。

用法：塗擦在患處皮表，一日數次。以不黏手為度，擦越薄越好。主要的目的是用凡士林鎖住皮表水分，達到保濕的效果。

care 68

中醫到底行不行

作者／杜李威
編輯協力／陳季芳
責任編輯／ Y.Z. CHEN、J.C. CHEN
美術設計／許慈力
排版／簡單瑛設

出版者／大塊文化出版股份有限公司
105022 台北市南京東路四段 25 號 11 樓
www.locuspublishing.com
服務專線／ 0800-006-689
電話／（02）8712-3898
傳真／（02）8712-3897
郵撥帳號／ 1895-5675　戶名／大塊文化出版股份有限公司

法律顧問／董安丹律師、顧慕堯律師

總經銷／大和書報圖書股份有限公司
地址／新北市新莊區五工五路 2 號
電話／（02）8990-2588

初版一刷／ 2021 年 5 月
初版二刷／ 2021 年 5 月
定價／新台幣 380 元
ISBN ／ 978-986-5549-82-4
Printed in Taiwan

國家圖書館出版品預行編目 (CIP) 資料

中醫到底行不行 / 杜李威著 . -- 初版 . -- 臺北市 :
大塊文化出版股份有限公司 , 2021.05
368 面；15×21 公分 . --（Care ; 68）
ISBN 978-986-5549-82-4（平裝）

1. 中醫　2. 文集

413.07　　　110005056

CARE

Good Care ,
Good Living

CARE

Good Care ,
Good Living

CARE

Good Care ,
Good Living

CARE

Good Care ,
Good Living